U0216388

《陈国良学术经验集》编写委员会

主　编：陈国良　肖志鸿

副主编：吴　丽　林　立　张如棉

编　委：张　微　王　菲　于洪涛

陈国良

学术经验集

陈国良　肖志鸿　• 主编

厦门大学出版社
XIAMEN UNIVERSITY PRESS

国家一级出版社
全国百佳图书出版单位

图书在版编目（CIP）数据

陈国良学术经验集 / 陈国良，肖志鸿主编. -- 厦门 ：
厦门大学出版社，2024. 12. -- ISBN 978-7-5615-9599
-2

Ⅰ. R249.7

中国国家版本馆 CIP 数据核字第 2024QN7210 号

责任编辑　李峰伟

美术编辑　蒋卓群

技术编辑　许克华

出版发行　厦门大学出版社

社　　址　厦门市软件园二期望海路 39 号

邮政编码　361008

总　　机　0592-2181111　0592-2181406(传真)

营销中心　0592-2184458　0592-2181365

网　　址　http://www.xmupress.com

邮　　箱　xmup@xmupress.com

印　　刷　厦门集大印刷有限公司

开本　720 mm×1 020 mm　1/16

印张　10

插页　2

字数　160 千字

版次　2024 年 12 月第 1 版

印次　2024 年 12 月第 1 次印刷

定价　45.00 元

本书如有印装质量问题请直接寄承印厂调换

厦门大学出版社
微信二维码

厦门大学出版社
微博二维码

陈国良教授简介

　　陈国良教授,男,汉族,出生于 1954 年 4 月,福建厦门人,中共党员,毕业于福建中医学院(现已更名为福建中医药大学),主任医师,福建中医药大学教授、硕士研究生导师,北京中医药大学兼职教授,全国第五批老中医药专家学术经验继承指导老师,第三届福建省名中医,历任厦门市中医院副院长、厦门市中医院肝病中心(国家中医肝病重点专科)主任、厦门市中医药学会肝病分会主任委员、福建省中西医结合肝病协会副主任委员。

　　陈国良教授从事中医临床、教学、科研工作 40 余年,勤求古训,博采众长,在长期的临床实践中坚持理论联系实际,习古而不泥古,善于总结创新,尤其重视将传统中医理论与现代研究成果相结合,把辨病与辨证相结合,形成独到的治疗思想,对内科疑难病有独到的见解并取得满意的疗效,尤擅长治疗各种肝脏疾病,在病毒性肝炎、肝硬化、脂肪肝、肝衰竭等方面有独特的治疗方法和丰富的临床经验,为福建省中医肝病学术带头人之一。

　　陈国良教授 1995 年作为国家中医药管理局急症协作组课题组长期间,受到国家中医药管理局医政司表彰;1997 年被评为厦门市专业技术拔尖人才;1998 年在《实用中西医结合杂志》,发表《康氏黄疸合剂联合清开灵治疗戊肝 108 例疗效观察》,获厦门市科委 1998 年度科技优秀论文奖二等奖;1998 年"大剂量国产胸腺素联合干扰素治疗慢性乙肝及其机理"获厦门市社会发展科技计划项目立项(项目编号:3502Z98809),并获厦门市2000年度科技进步奖三等奖;2000年在《中华肝脏病杂志》发表《大剂量国产胸腺肽联合干扰素治疗慢性乙肝临床观察》,获厦门市2000年度科技进步奖三等奖;2003年在防治非典工作中表现突出,被授予"厦门市防治非典优秀科技工作者"光荣称号;2005年被福建中医学院评为优秀研究生导师。

　　陈国良教授医德高尚,对待患者和蔼可亲,怜爱贫穷患者,毫不厌烦,临床治疗效果显著,其精湛的医术、崇高的医德深受广大患者的高度赞扬和爱戴。其在治学上严谨、认真、一丝不苟,平素言传身教从不藏私,常以"大医精诚"自律并教导他人,培养出9名研究生。

前　言

　　陈国良教授为全国第五批老中医药专家学术经验继承指导老师，第三届福建省名中医，其习古而不泥古，善于总结创新，重视将传统中医理论与现代研究成果相结合，把辨病与辨证相结合，对内科疑难病有独到的见解，尤擅长治疗各种肝脏疾病，在病毒性肝炎、肝硬化、脂肪肝、肝衰竭等方面有独特的诊疗思维和丰富的临床经验。

　　《陈国良学术经验集》主要收集陈国良教授从事中医临床、教学和科研工作 40 余年来所撰写的文章及其学生团队对其学术思想、临床经验的研究与体会，还涵盖其临证典型医案。

　　本书分为 4 章，内容包括陈国良教授的学术渊源及学术思想，陈国良教授临证典型医案，陈国良教授论文选读以及陈国良教授学生团队对其学术思想、临床经验的研究与体会。

　　本书编写目的在于通过收集和整理陈国良名老中医的临证医案、发表论文等相关资料，系统总结、梳理陈国良名老中医的学术思想、辨证论治方法、独特的诊疗思维模式，从而促进陈国良名老中医学术经验的延续和传承，也为临床医生开展中医、中西医结合诊治肝病提供丰富的临床经验。

陈国良全国名老中医药专家传承工作室

陈国良福建省名老中医药专家传承工作室

2024 年 5 月

目 录

第一章
陈国良教授的学术渊源及学术思想

第一节 陈国良教授的学术渊源

陈国良教授就读福建中医学院期间，勤求古训，刻苦钻研，熟读四大经典——《黄帝内经》《伤寒杂病论》《难经》《神农本草经》，并对李东垣《脾胃论》、吴又可《温疫论》、叶天士《温热论》《临证指南医案》、吴鞠通《温病条辨》、薛生白《湿热病篇》等各家学说进行反复研读，从而奠定了扎实的中医理论基础；1980 年毕业后开始从事临床工作，在长期的临床实践中坚持理论联系实际，习古而不泥古，善于总结创新，临床治疗效果显著。陈国良教授的学术渊源可分为以下两个阶段：

第一阶段是陈国良教授于 1992 年师承于全国首批名老中医药专家林庆祥主任，成为全国首批名老中医药专家林庆祥主任的学术经验继承人。

全国首批名老中医药专家林庆祥主任，出生于中医世家，幼承庭训，为近代名医吴瑞甫先生的得意门生，精通内、外、妇、儿，擅治疑难顽疾，尤其擅长中医脾胃病的诊治；书写《中华名医特技集成》《名医名方录》等论文 50 多篇；编有《林孝德疗疮辑要》《金匮要略浅注》等。林老从医近 50 年，临床经验丰富，现将其临证特点择要简介如下[1]。

（1）重视调和脾胃。内科疾病，脾胃尤多，因此林老临证，首先提倡固护

脾胃中土。其对脾胃病诊治方法,主要有以下三点:

①苦辛坚胃。林老认为,闽南之地气候温暖湿润,土木相邻,易成乘逆之患。是以胃之为病,郁热挟湿为多,且据《黄帝内经》"湿淫于内,治以苦热""火郁发之"诸论,遂立苦辛坚胃法治疗胃脘痛。常以苏叶黄连汤、小陷胸汤、丹参饮、左金丸、金铃子散等根据辨证化裁。

②升阳健脾。林老非常重视气机失常在脾胃发病机制中的作用。在脾胃病的诊治中,林老善用升阳健脾法,强调只有脾气得到升发,元气才得以充沛,浊气也才能下降,认为在辨证的基础上佐一二味升发之品对脾气之健补、浊邪之运化具有画龙点睛、轻拨灵动的功效。林老临床喜用荷叶、藿梗,认为两者芳香醒脾,升阳降浊,且药性平和,寒热虚实皆可应用。

③平调肝脾(胃)。林老受仲景"见肝之病,知肝传脾"之启迪,结合数十年临床经验总结出脾胃病的关键病机是:胃实、肝旺、脾虚,临床诊治主张重在调气。胃实肝旺者常用苏叶黄连汤合左金丸再加佛手干、广郁金、台乌药;木乘脾土者则以香砂六君合痛泻要方加麦芽、槟榔。林老还指出要深刻理解仲景"见肝之病,知肝传脾"之说:肝胆疾病影响脾胃运化是"肝之传脾",脾胃失运、气机壅滞导致肝失疏泄则是"土壅木实"。因此,脾胃之治,林老常在辨证基础上酌情佐用玫瑰花、绿萼梅、郁金、藿梗、橘叶、佛手等轻清透解调达肝木之品。病久入络者则选用凌霄花、延胡、莪术、九香虫之属。

(2)喜用小方,配合药对。林老十分重视辨证论治,强调辨证要精,抓住主症反复剖析,论治要细,丝丝入扣运药如兵。林老处方特点有三:①紧扣病机,以辨证为前提。②喜用小方,主张以成方应诊,推崇仲景、天士之方。③应用药对以加强功效。林老自己组合的药对有贯众、菝葜—肝病,黄药子、鸡骨癀—瘿瘤,鬼针草、败酱草—肠痈,猫须草、玉米须—乳糜尿,蒲姜头、蚕沙—头痛,积雪草、虎杖—胆结石,观音串、两面针—胃脘痛,商陆、野葡萄藤—臌胀。

(3)治疗疔疮,法依温病。林老认为疔疮为火毒所生,证由心肝二经郁热炽盛而成,与温病火热之邪大同。故林老根据疔疮的临床表现以卫气营血为纲进行辨证施治,同时强调治疗用药应侧重热毒。林老著有《林孝德疔疮辑要》一书,足资参考。

(4)疑难顽疾,化瘀通络。内科杂病,慢性为多,疑难顽疾,常法难效。林老依据叶天士"经主气,络主血,久病成瘀"之论,每用通络法奏效。其常用通络药有当归须、桃仁、红花、九香虫、全蝎、山甲、地鳖虫、蕲蛇、僵蚕、莪术、五灵脂、乳香、没药等。

陈国良教授在跟师林庆祥名老中医三年期间,颇受真传,潜心钻研林老学术思想及其临床经验,深得启发,并在临床实践中得以灵活运用,疗效颇佳。譬如陈国良教授应用"甘温除热法",以补中益气汤加减治疗多例功能性发热患者,疗效极佳。鉴于仲景"见肝之病,知肝传脾"以及林庆祥名老中医的"补土"的学术思想的熏陶与传承,陈国良教授在之后肝病领域的各个诊疗过程中,始终不忘顾护脾胃这后天之本。此外,林老的学术思想对陈国良教授在抗肝纤维化方面确立以扶正祛邪并进为治则大法以及其所创立七味化纤汤的组方上注意了扶正与祛邪相结合都有很大的启发。

第二阶段是陈国良教授于1997年开始专攻肝病领域,他汲取了厦门市中医院肝病中心创始人康良石名老中医的学术思想及临床经验,并加以创新。

康良石教授为全国首批名老中医,出生于中医世家,幼承庭训,铸成了厚实的中医理论基础。康老从事肝病治疗和研究六十余年,临床经验丰富,享有"南康北关"之盛誉。他临证上有许多鲜明特色,尤其在病因认识上,既运用中医传统理论指导临证分析,又能结合现代病因学探索肝病的发展规律,提出"瘟疫分传"、"湿热相因"、"六郁相因"和"五行相因"等观点。康老认为肝炎发病初期具有瘟疫的发病规律:由"伏邪里发",常见传变方式有"表里分传""但里不表""伏邪不溃""邪留于肝",少数"疫毒内陷"等,呈"气郁与湿热相因""气郁、湿热与化火相因""郁滞化火与痰凝血癖相因"的"六郁相因"病机。而当急性肝炎向慢性及肝炎后合并症发展时,多存在"郁证"的病机演变,常导致"中伤脾胃"或"上干心肺"或"下损肾及冲任",呈"五行相因","病在于肝,不止于肝"而涉及全身[2-3]。康老在临证中反复总结、提炼,并经过不断验证、增补,使其制定的肝病相关中医诊断标准、疗效判断标准、中医中药治疗方案以及护理常规更加系统化、科学化,最终形成了厦门市中医院肝病中心一直沿用至今的"康氏肝病疫郁理论"。在此期间,康老与学术继承人康俊杰、康素琼共同撰写了论著《肝脏七病诊断与治疗》,并发表了《中医治乙型肝炎》等数十篇论文,填补了当时中医中药治疗乙型肝炎的空白。

急黄由热毒内陷所致,病情危急。康良石教授主张采取"四早"措施来防治急黄[4],即对于阳黄宜早清里驱邪,使邪有出路,减轻疫毒伤害和内陷,从而防止急黄的形成;急黄初成,宜早用凉血救阴、泻火解毒,以延缓病势发展,防止腹水、昏迷等逆证的发生;急黄神志轻度异常时,当及早、连续、重用安宫牛黄丸等开窍醒神、泻火解毒之剂,为防治神昏急症的关键;急黄在腹胀、尿少时,及早化瘀逐水、泻火解毒,乃防治急黄臌胀的要领。

慢性乙型病毒性肝炎,隶属于中医"肝着"范畴。依据"疫郁"理论,康老认为"肝着"的病理特点为"郁邪于里","湿、热"为本病的根本病理基础。因闽南地处沿海,气候湿热,故湿热内蕴为本地区肝着患者最为常见的病变类型,而清热利湿也成为治疗本地肝着患者首要的治疗原则。故康老创立了治疗肝着的主方——栀子根汤[5],体现了中医"因地制宜"之观念。方中药用六味:栀子根、白花蛇舌草、玉米须、绵茵陈、七寸金、郁金。方中以栀子根为君药,以郁金、七寸金为臣药,以白花蛇舌草、玉米须、绵茵陈共为佐、使,共奏清热利湿之功效。康老的栀子根汤已纳入厦门市中医院肝病中心诊疗常规,作为常用方剂,广为使用,收到良好的疗效及患者的好评。

陈国良教授汲取康良石名老中医的学术思想及临床经验,并在其长期肝病临床诊治中进行了总结及创新。首先,陈国良教授在慢性乙型肝炎诊治中主张辨病与辨证结合,尤其需注重辨证,认为本病迁延反复多年,病性多本虚标实,虚实夹杂,治疗上宜以清热化湿解毒为主,兼以疏肝健脾,固护正气,并创立了栀萸汤[6];第二,陈国良教授在康氏疫郁理论的启发下以及林庆祥名老中医"补土"学术思想的熏陶下,对肝纤维化诊治提出了以扶正祛邪为治则大法,并创立了七味化纤汤[7];第三,汲取康老治疗急黄"四早"的经验,提出了以清热解毒凉血为大法治疗肝衰竭早期,并主张多途径给药,并创立了蘡萸合剂保留灌肠方[8]。

参考文献

[1]陈国良,吴国莹,林庆祥.林庆祥老中医临证特点浅探[J].福建中医药,1993(4):1-3.

[2]康俊杰,康素琼.肝脏七病诊断与治疗[M].厦门:鹭江出版社,1994.

[3]蔡虹,康素琼,康俊杰.浅谈郁证理论与肝病病因病机[J].中医药通报,2009,8(5):21-25.

[4]康俊杰,康素琼,康良石.康良石防治急黄经验[J].中国中医急症,1994(1):24-25.

[5]许晶晶,李淑珠.栀子根汤证[J].中国医药导报,2007(30):59,68.

[6]吴丽,肖志鸿,陈国良.栀莫汤联合甘利欣胶囊治疗湿热蕴结型慢性乙型肝炎轻中度患者的临床疗效观察[J].中医临床研究,2019,11(16):65-68.

[7]唐金模,陈国良.七味化纤汤治疗肝纤维化163例临床观察[J].中国中医药科技,2003,10(2):110-111.

[8]陈国良,肖志鸿,陈志杰,等.蒌莫合剂保留灌肠治疗亚急性重症肝炎临床研究[J].中国医药学报,2001,16(2):42-44.

第二节　陈国良教授的学术思想

陈国良教授长期从事临床一线,承担科、教、研各项工作,从医 40 余年,积累了丰富的临床经验,尤其在肝病领域,他汲取了厦门市中医院肝病中心创始人康良石名老中医的疫郁理论及临床经验,并且在长期肝病临床诊治中不断地进行总结及创新,注重将现代医学科研方法与进展带入中医的研究领域,经过不懈努力,以丰硕的科研成果确立了其学术地位,最终成为福建省中医肝病学术带头人之一。以下将从三方面阐述陈国良教授的主要学术思想。

一、主张辨病与辨证相结合诊治慢性乙型肝炎

慢性乙型肝炎是一种流行性、进展性传染病,而我国是乙型肝炎病毒(hepatitis B virus,HBV)感染的高流行地区。HBV 感染呈世界流行性。据世界卫生组织(World Health Organization,WHO)报道,2019 年全球一般人群 HBsAg 流行率为 3.8%,约有 150 万新发 HBV 感染者,2.96 亿慢性感染者,82 万人死于 HBV 感染所致肝衰竭、肝硬化或肝细胞癌(hepatocellular carcinoma,HCC)等相关疾病。受到 HBV 感染发生年龄等因素的影响,不同地区 HBV 感染的流行强度差异较大。西太平洋地区为中流行区,2019 年一般人群 HBsAg 流行率为 5.9%,约有 14 万新发 HBV 感染者,1.16 亿慢性感染者,47 万人死于 HBV 感染相关并发症。

2014 年中国疾病预防控制中心(Center for Disease Control,CDC)调查结果显示,我国 1～29 岁人群 HBsAg 阳性率为 2.94%,5 岁以下儿童为 0.32%。根据 Polaris 国际流行病学合作组织推算,2016 年我国一般人群 HBsAg 流行率为 6.1%,慢性 HBV 感染者为 8600 万[1]。

目前慢性乙型肝炎的西医治疗,采用抗病毒为主,结合免疫调节、改善肝功能和抗肝纤维化等综合治疗。抗病毒治疗方法主要是口服核苷(酸)类似

物或注射长效干扰素,目前存在疗效不够满意、停药后复发率高及有的药物副反应较大和药价昂贵等问题[2]。西医抗肝纤维化缺少疗效确切的治疗方案。相比之下,中医药治疗慢性乙型肝炎具有潜在优势。近20年来,许多学者对中医药治疗慢性乙型肝炎进行了广泛深入的探索,中西医结合已成为治疗慢性乙型肝炎行之有效且被广泛使用的方法,得到广大患者的认可。

　　陈国良教授强调中医临床诊治的依据是辨证论治,认为它是中医学术体系精华之所在。只有掌握辨证论治,面对临床繁杂多变的病证才能做到胸有定见,迎刃而解。辨证与论治是诊疗过程中紧密联系的两个环节。首先要根据主症精准剖析出主要病机,然后再制定出准确的治则治法及具体方药。这是提高疗效的关键。传统医学认为,慢性乙型病毒性肝炎属于中医"疫病""黄疸""胁痛""肝着"的范畴,肝硬化属于中医"积聚""臌(鼓)胀"的范畴,由于感染湿热疫毒,正邪相争,日久疫毒胶结于肝脏,逐渐形成本虚标实、虚实夹杂之证。肝为刚脏,体阴而用阳,喜条达而恶抑郁,邪结于肝,肝失疏泄,气机不畅,木郁克土,肝气横逆犯脾,形成了肝郁脾虚、虚实夹杂之势。脾主运化,脾气虚,水湿不运,郁而化热,则见湿热中阻之证,故在慢性乙型肝炎患者中,可见湿热中阻者,此类患者湿热为标,脾虚为本,湿乃由脾虚而生,热为湿郁化热。"气行则血行,气滞则血瘀",肝气不疏,气机不行则血行瘀阻,日久瘀血阻络,此为疾病发生发展中的一个阶段,提示病程较长,病久入络。当疾病再进一步发展,邪结日久,耗气伤阴,则可见肝肾阴虚之证,此乃正虚邪实,易出现肝积、鼓胀等证。阴虚日久,阴损及阳,则可见脾肾阳虚,此时多为疾病的晚期,病情重,不易救治。肝郁脾虚、湿热中阻、瘀血阻络、肝肾阴虚、脾肾阳虚是慢性乙型肝炎一个由浅入深、由轻到重的发展过程,而且根本在于肝气郁结不舒,即所谓"气血冲和,万病不生,一有怫郁,诸病生焉"。整个疾病过程体现了正虚邪留、虚实夹杂的病机特点。因此,陈国良教授强调祛邪扶正调理气血为贯穿整个治疗过程的辨证施治原则。

　　目前医学界一致认为抗病毒治疗是慢性乙型病毒性肝炎治疗的关键,抗病毒治疗适应证与血清 HBV-DNA(deoxyribonucleic acid,脱氧核糖核酸)载量、丙氨酸转氨酶(alanine transaminase,ALT)水平及肝脏组织学改变相关,肝脏组织病理学是慢性乙型肝炎的西医诊断的"金标准",最能反映慢性乙型肝炎的本质及病程发展,并且也是临床用药的重要依据。

陈国良教授依据整体观是中医理论的核心及精髓,"有诸内必形诸外",提出了探讨慢性乙型肝炎患者中医证型与肝脏组织学改变之间的关系,准确地把握肝脏病理与中医证型之间的内在的本质联系,是提高中医药治疗慢性乙型肝炎疗效的关键,也可为揭示中医"证"的本质提供依据,是中医现代化、客观化、微观化的基础研究。

陈国良教授通过对 705 例经肝穿活检证实的慢性乙型肝炎患者进行中医辨证分型,探讨中医证型与肝脏组织学改变的相关性[3],最后得出慢性乙型肝炎肝脏组织学改变与中医证型有显著相关性。肝郁脾虚型及肝胆湿热型患者肝组织学改变较轻,随着病情进展,肝脏损害逐渐加重,最终多表现为瘀血阻络型和肝肾阴虚型。肝肾阴虚型及瘀血阻络型患者肝组织学改变显著,在辨证论治的同时应积极给予抗乙肝病毒治疗。本项研究得出结论:慢性乙型肝炎患者以肝郁脾虚型及肝胆湿热型为主,占 63.97%,肝脏炎症程度(以 G1、G2 为主)及纤维化程度(以 S1 为主)均相对较轻,提示疾病以湿热内蕴中焦,脾失健运,肝失疏泄为主要病机,治疗上以清热疏肝健脾为主法,与张国良等报道一致[4]。随着病情进展,肝脏损害进一步加重,中医辨证以瘀血阻络型为主,肝脏病理亦表明其炎症程度及纤维化程度均为最高,提示此类患者存在肝纤维化、肝硬化之倾向及可能性,此结论与张国良等[4]、肖和杰等[5]等报道相符合。在临床治疗上,我们强调对瘀血阻络型患者要加强理气活血、软坚散结,加强抗肝纤维化治疗,对此中医药具有一定优势,且临床疗效显著。与此同时,我们更强调积极有效及个体化的抗病毒治疗,临床已证实抗病毒治疗可以有效改善肝脏组织学,对此型患者特别是肝硬化患者来说,宜选择高效、耐药率低的抗 HBV 药物,规范用药,提高患者依从性,有效减少病毒耐药变异所致的"二次打击"。由此看来,对瘀血阻络型患者而言,肝穿活检明确病理诊断显得尤为重要和必要。研究发现,肝肾阴虚型患者所占比例小,但肝脏病理损伤程度相对偏重,在肝肾阴虚型患者中,肝脏炎症程度分级≥G2,占 93%,纤维化程度分期≥S2,占 67.4%。因此,对此型患者,在辨证论治基础上,应尽量予以肝穿活检明确病理诊断,并进行抗病毒治疗[3]。

陈国良教授的以上临床研究为中西医结合诊治慢性乙型肝炎中辨证与辨病、宏观与微观相结合提供了切入点,从而提高临床疗效。陈国良教授认为慢性乙型肝炎病程缠绵,症候复杂,治愈率低。中医治疗强调整体性和辨证性,更能体现中医辨证论治优势。灵活的辨证论治不仅有利于改善症状、恢复肝功能、抑制病毒等临床疗效,更有利于促进机体恢复免疫功能,稳定病情,提高生活质量,减少或延缓肝纤维化等并发症的产生。

在慢性乙型肝炎的中医治疗方面,陈国良教授汲取了厦门市中医院肝病中心创始人康良石名老中医的"康氏肝病疫郁理论"学术思想及临床经验,以及在林庆祥名老中医"补土"学术思想的熏陶下,陈国良教授认为本病迁延反复多年,病性多本虚标实,虚实夹杂,且闽南地区的慢性乙型肝炎患者脾虚表现更明显,结合临床以肝郁脾虚型及肝胆湿热型最常见,多在脾虚基础之上兼见湿热蕴结,故提出治则为祛邪扶正、调理气血,治法宜清热化湿解毒为主,兼以疏肝健脾,固护正气,因而创立了栀蒌汤[6]。方中栀子根、菝葜,二药同为君药,栀子根性寒味苦,能清热解毒利湿、泻火除烦;菝葜,性平味甘,能解毒消肿利湿,二药合用奏清热利湿解毒之功效。臣药中一组为半枝莲、七寸金,以加强清热解毒利湿之功效,兼以散结化瘀;一组为茯苓、猪苓、泽泻、白术以健脾、利水渗湿。佐以柴胡、郁金以疏肝解郁,利胆退黄。炙甘草味甘,调和诸药,为使药。全方共奏清热化湿解毒、疏肝健脾之功效。

二、提出扶正祛邪为肝纤维化诊治的治则大法

(一)现代医学对肝纤维化的认识

肝纤维化是指肝细胞发生坏死及炎症刺激时,肝脏内纤维结缔组织异常增生,但未出现肝小叶结构改建、假小叶及结节形成的病理过程,为各种肝脏病变发展至肝硬化的必经阶段。

毒性物质、免疫反应、营养缺乏、炎症、胆汁酸等多种刺激因素作用于枯

否氏细胞,使其释放多种细胞活性因子,从而激活贮脂细胞,贮脂细胞从静息状态被激活,出现细胞形态的改变,胞浆变疏松,体积增大,多种受体表达,导致增殖,Ⅰ、Ⅲ型胶原合成增加,且释放胶原酶及基质溶解素,破坏正常基底膜。Ⅰ型胶原代替Ⅳ型胶原,致窦间隙毛细血管化,肝细胞功能受损,肝内血管阻力增加,肝细胞解毒、代谢能力减弱,这些因素又进一步促进枯否氏细胞释放细胞因子,激活贮脂细胞。如此恶性循环,致大量胶原沉积,形成纤维条索,进一步形成纤维隔,导致肝纤维化。

肝纤维化患者的临床表现无特异性,差异较大。常见的临床表现有疲倦乏力、食欲减退、大便异常、肝区不适或胀或痛、面色晦暗、舌质暗红、舌下静脉曲张、脉弦细等。部分患者可无明显症状与体征,或可表现为伴同于原发病的其他临床表现。

肝组织病理学检查是明确诊断、衡量炎症与纤维化程度以及判定药物疗效的最重要依据。根据纤维增生程度与部位,肝纤维化程度可分为 S1 至 S4。彩超、计算机断层成像(computerized tomography,CT)、磁共振成像(magnetic resonance imaging,MRI)、肝脏硬度值测定、血清肝纤维化标志物、肝功指标均有助于肝纤维化程度和进展的观察。

肝纤维化是一种或多种病因反复损害肝实质导致肝脏纤维结缔组织增生的主动进展与动态变化的复杂病理过程,涉及多个环节与因素,治疗策略上应顾及肝纤维化发生和发展的各个方面,包括治疗原发病或去除致病因素、抗肝脏炎症、抑制胶原纤维形成与促进胶原降解等,这实际上是一种广义的抗肝纤维化综合疗法。其中,病因治疗是抗肝纤维化的首要对策,如有效抑制肝炎病毒复制,从而促进纤维化肝组织的修复。慢性炎症反应是纤维化形成的前提,抗肝脏炎症是抗肝纤维化的重要措施。但是病因与抗炎治疗不等于也不能代替针对代谢与肝星状细胞活化的狭义抗肝纤维化治疗,抑制肝脏胶原纤维生成与沉积,促进其降解是抗肝纤维化治疗的重要对策。

抗肝纤维化治疗的近期目标在于抑制肝纤维化进一步发展,远期目标在于逆转肝纤维化,改善患者的肝脏功能与结构,延缓肝硬化及其失代偿期的发生,改善生活质量,延长患者生存期。

(二)肝纤维化的中医病因病机探讨

在祖国医学典籍里,并无"肝纤维化""肝硬变"等名词,考察临床与文献记载,同纤维组织增生有关的疾病,具有"瘀血"或"癥瘕痞块"的特征,根据其临床表现,可分属"黄疸""胁痛""积聚""鼓胀"等病变范畴。清喻嘉一言"不病之人,凡有癥瘕积块痞块,即是胀病之根。日积月累,腹大如箕,腹大如瓮,是名单腹胀"。"不病之人"即是肝硬化的早期阶段,无明显症状,发展到"单腹胀"已是肝硬化的腹水阶段了。据此可以认为,肝纤维化是鼓胀癥积的病理基础,鼓胀癥积是肝纤维化的必然结果。

慢性肝炎肝纤维化的病机较为复杂,多由外感湿热之邪或感染疫毒或饮酒过度酿生湿热,羁留不去,再加情志不遂等因素,渐致肝脾肾功能失调,气血、津液搏结,以致气滞血瘀、津液涩滞、肝络瘀阻。正如《灵枢·百病始生》云"阳气不行,凝血蕴里而不散,津液涩滞,著而不去,而积皆成矣",精辟地论述了气滞血瘀的病机过程。陈国良教授认为本病的基本病机是本虚标实,因为脾虚、湿热、瘀阻是贯穿慢性肝炎肝纤维化病机的关键环节,所以应当着眼整体,制定合理的治疗法则。本病涉及"本虚""标实"两个方面,"本虚"体现在肝脾肾气血阴阳亏虚,"标实"涉及湿热、疫毒、痰浊、瘀血诸多方面,虚实夹杂,互为因果。认清肝炎肝纤维化的病机特点,便于分清层次,抓住本质,确立正确的治疗方法,对于提高辨证论治的整体疗效具有重要的指导意义。

1. 本虚标实是本病的基本病机特点

《灵枢·百病始生》云:"风雨寒热不得虚,邪不能独伤人。卒然逢疾风暴雨而不病者,盖无虚,故邪不能独伤人。此必因虚邪之风,与其身形,两虚相得,乃客其形。"在疾病过程中,邪正双方在力量对比上也始终存在消长变化,若正气强盛,驱邪外出,则邪气消退,疾病向愈;反之,邪气亢盛,正气不足以抗邪,则正气渐衰,病情趋向恶化。

病毒性肝炎乃因湿热疫毒侵袭肝经,致肝失疏泄,体用失常,病程早期以实证为主,如肝郁气滞、肝胆湿热证等,湿热久羁,损伤肝体,耗伤阴血,"久病必虚",病变性质开始发生由单纯"实"向"虚实错杂"转化。"肝病传脾""肝肾同源""气血互根",五脏生理功能的相关性、同源性以及气血之间的密切关系决定了肝炎日久发生肝脾肾同病,是气血逆乱的必然转归。随着邪正的消长盛衰,可以呈现以虚或以实为主的证型,但临床更多见的是虚实错杂的病机变化,如肝郁脾虚,湿热内蕴;肝肾阴虚,痰瘀交阻;肝脾不和,瘀血阻络;等等。一方面,痰浊瘀血等病理产物蓄积体内,势必损伤正气,致气血阴阳偏衰,加重了乏力纳差、腰膝酸软等"本虚"证候;另一方面,脏腑功能障碍所形成的湿、痰、瘀等病理产物不断累积,使呕恶、肝脾肿大、胁肋刺痛等"标实"征象表现更加突出。慢性肝炎肝纤维化的发生和发展与上述本虚、标实两方面的因素息息相关,既非单纯的"实",也非单纯的"虚",在反复发生的由实致虚、由虚致实的病理转化中,肝纤维化持续进展,逐渐加重。

2. 以肝脾肾亏虚为本,尤以脾虚为主

生理上,肝藏血而主疏泄;脾统血、主运化而为气血生化之源。脾的运化,有赖于肝的疏泄;肝疏泄功能正常,则脾运化功能健旺;若肝失疏泄,就会影响脾之运化,引起"肝脾不和"的病理表现。临床可见精神抑郁、胸胁胀满、腹胀腹痛、泄泻便溏等表现。同时,肝与脾在血的生成、贮藏及运化上亦有密切联系。脾运健旺,生血有源,则肝有所藏;若脾虚,则气血生化无源,或脾不统血,失血过多,均可导致肝血不足。此外,脾胃湿热郁蒸,致胆液外泄,可形成黄疸。可见,肝脾两脏在病理上常常相互影响,肝病可以传脾,脾病可以及肝。

肝肾之间的关系也非常密切,有"肝肾同源"一说。肝藏血、肾藏精,血的化生,有赖于肾中精气的化生;肾中精气的充盛,亦有赖于肝中血液的滋养,所以说精能生血,血能化精,称之为"精血同源"。如肾精亏损,可导致肝血不足;反之,肝血不足,也可引起肾精亏损。肾阴不足可引起肝阴不足,阴不制阳而导致肝阳上亢;肝阴不足,可导致肾阴亏损,而致相火偏盛。反之,肝火太盛也可下劫肾阴,形成肾阴不足的病理变化。

慢性肝炎肝纤维化,病位在肝,与脾肾关系密切。初在肝,先传脾,后及肾,是慢性肝炎传变的一般规律,也是肝纤维化得以发生发展的特殊背景。肝病日久,传脾及肾,致脾肾亏虚,水不涵木,土不滋木,令肝体更虚。肝脾肾久虚不复,气血阴阳俱虚,气血凝滞,痰瘀交阻则成积聚之证。可见,脾肾亏虚在本病的发生、传变、预后、转归方面起着重要作用。"见肝之病,知肝传脾""土得木而达",肝木与脾土在生理上的相克关系,决定了肝病时脾土最易受病。据临床观察,慢性肝病时脾虚证不仅出现最早,而且具有持续时间长、发生极为广泛的特点。虽然慢性肝病肝纤维化的辨证分型尚无统一标准,但资料显示,肝郁脾虚型为临床最常见的证型。故陈国良教授认为,脾虚是慢性肝炎肝纤维化"本虚"中的重要方面,出现最早,并随病情发展逐渐加重,也是慢性肝病持续不愈影响至肾,导致肝肾同病的必经过程。

3. 以湿热瘀毒、稽留血分为标,湿热疫毒是标实的主要因素

中医理论认为,感受湿热疫毒之邪是慢性肝炎的病因,肝炎活动期所表现出的脘痞、呕恶、黄疸等征象与脾胃湿热、熏蒸肝胆密切相关。多年来各地在总结辨证治疗慢性病毒性肝炎的临床经验中已证实,运用以清热利湿为主的治法能有效地控制肝脏炎症,使肝功能恢复正常。慢性肝炎肝纤维化的发生与发展也与湿热疫毒有关,湿热疫毒是标实的主要因素。湿伤阳气,热伤阴血;湿热久留,化生痰浊。湿热能通过多种途径导致气滞和瘀血等病理产物的形成,并与之相互胶结,羁留不去。湿热又能伤阳气、耗阴血而进一步加重正虚,导致肝脾肾气血亏虚。慢性肝炎肝纤维化阶段的湿热有其特点,即病势较重,病位较深,湿热不仅留恋肝胆胃肠,而且深入血分,难清难解,甚至贯穿疾病始终。

4. 脾虚、瘀阻是病机关键

脾虚为肝炎肝纤维化发展过程中常见的正虚方面的表现,如面色萎黄,纳呆食少,脘腹痞闷,大便溏泄,周身乏力倦怠,舌质淡,边有齿痕或体胖大,舌苔偏腻,脉或濡,或细,或弱。中医学认为肝脾在生理和病理中均密切相关,《医宗金鉴》云:"肝为木气,全赖土以滋培,水以灌溉。若中土虚,则木不升而郁。"肝病迁延不愈,日久损及脾胃,气血生化不及,而木又因之郁,两者互为因果,恶性循环,正是肝病难愈之症结。《素问·刺禁论》云"脾为之使,胃为之市",脾为之使则运化水谷和输布胃的津液;胃为之市则无物不受,无物不入。脾胃运纳失司,升降失调,枢机不利而水湿由生。脾胃虚弱,致肝体失荣失用,水湿内生,又成为疾病缠绵不愈的一个重要原因。

湿热疫毒之邪留恋不尽是慢性肝炎肝纤维化发病的主要原因,又作为一个基本病因病机存在于慢性肝炎肝纤维化发展过程中。湿为黏滞之邪,与热邪相合,阻碍气机,气为血之帅,气行则血行,气滞则血瘀。《张氏医通》曰:"诸黄虽多湿热,然经脉久病,无不瘀血阻滞也。"可见,湿热之邪滞留不去,必然脉损络阻。正如朱丹溪所云:"血受湿热,久必凝浊。"湿热与瘀血相互胶结为患,致使病情迁延。湿热久羁,可以化生痰浊;湿热内蕴,又能伤人阳气、耗伤阴血而进一步损伤正气。因正虚无力托邪外出,又造成湿热的长期留伏,使病情迁延不愈。可见,湿热未尽是慢性肝炎肝纤维化发病的始动因素。因此,湿热致瘀是肝纤维化瘀血阻络的重要原因之一。

(三)目前中医药抗肝纤维化研究成果

基于辨证论治理论指导的中医学在长期的实践中对肝纤维化有独特的认识,中药具有发挥多组分与多途径综合作用的特点,并取得较好的临床疗效。近年来,中医药在抗肝纤维化的临床疗效评价、作用机制与物质基础研究等方面取得长足进步,出现了扶正化瘀胶囊(片)、复方鳖甲软肝片等抗肝纤维化中药新药,初步建立中西医结合抗肝纤维化诊疗指南,显示了中医药抗肝纤维化的治疗学优势[7]。

(1)扶正化瘀胶囊:针对慢性乙型肝炎、肝炎后肝硬化正气(肝、脾、肾)虚损、血瘀阻络、湿热内留这一中医基本证候病机的特点,以虫草菌丝、丹参、桃仁、松黄及绞股蓝等组成,具有活血祛瘀、益精养肝之功效。

(2)复方鳖甲软肝片:由鳖甲、冬虫夏草、黄芪、党参、三七等11种中药组成,具有益气养血、化瘀解毒之功效,为抗肝纤维化中药新药。大量临床结果证实,复方鳖甲软肝片有抗肝纤维化与改善肝组织炎症作用,且作用机制与抑制肝星状细胞活化、促进活化肝星状细胞凋亡有关。

(3)复方861合剂:由丹参、黄芪、陈皮、香附、鸡血藤等10味中药组成,重在益气活血、健脾舒肝。证实研究,复方861合剂治疗慢性乙型肝炎肝纤维化、早期肝硬化是可逆的。经体内外实验研究表明,该方的作用机制在于抑制肝星状细胞增殖活化及胶原基因表达等。

（4）安络化纤丸：由地黄、三七、水蛭、牡丹皮等 14 味药浓缩粉制成的一种中成药，具有疏肝解郁、软坚散结、清热养肝的作用。动物学实验证实，安络化纤丸具有有效抑制炎症反应，避免肝细胞受炎症损伤及过度免疫反应损伤肝组织，减轻急性肝损伤大鼠肝细胞损害的作用。

（5）鳖甲煎丸：主要由鳖甲胶、阿胶、炒蜂房、炒土鳖虫、蜣螂、硝石、制半夏、党参、干姜、桂枝、炒白芍、桃仁等药物组成，具有活血化瘀、软坚散结的作用，还能清除肝内瘀积的炎性成分，有效溶解细小的纤维，从而起到抗肝纤维化的效果。

（四）确立扶正祛邪为肝纤维化的治则大法

1. 扶正祛邪的历史渊源和内涵实质

扶正祛邪是中医理论的主要治则大法，是中医学上所特有的理论学说。疾病的发生、发展、转归过程，以正邪相互之间关系而论，不外乎是正气与邪气之间相互矛盾，因此产生了彼此争斗的过程。正邪的胜负也因此决定了病情的进退，所以临床治疗疾病，就要扶正气、祛邪气，改变邪正双方之间的对比性，促使疾病快速朝痊愈方向转化。《素问·通评虚实论》有云："邪气胜则实，精气夺则虚。"文中指出邪正盛衰对病证虚实有决定性作用。《素问·三部九候论》有云："实则泻之，虚则补之。"更进而指出补虚泻实是扶正祛邪法则的具体运用方式。

"正"指的是正气。正气又名真气、元气、精气。一般在正常的生理状态下，正气常被认为是人体生命活动的根本来源，而且尚有抵抗外邪侵入身体内部的能力；在病理状态下，正气在和病邪相互之间的抗争中，促使机体朝痊愈方向进展。因此，正气除了有抵抗力的意义，在某一程度上也应包括整个机体的体质概念。因此，在绝大多数情况下，常常以维护人体内正气为前提。"邪"是相对邪气而言的，泛指一切可以导致人体发病的因素，包括外感六淫、七情内伤、劳倦饮食、痰饮血瘀等，均属于邪气的范畴。近期也有许多学者认为，邪气应包含现代医学上的细菌、病毒、原虫等。

  "扶正"是指培补正气用以治愈疾病的治疗原则,也就是使用扶助机体正气的药物,或者以其他不同疗法,并且配合适当的营养供给以及功能上锻炼等的辅助方法,以增强体质,借此提高机体的抗病邪能力,进而驱逐邪气,以求达到战胜疾病、恢复机体健康的目的。"祛邪"是指祛除病邪用以治愈疾病的治疗原则,也就是使用祛除邪气的药物,或者以其他的疗法,用以祛除病邪,来达到邪去而正复、恢复机体健康的目的。

  扶正祛邪法则最早见于《黄帝内经》,是依据正邪相争的病理学理论而形成。《素问·刺法论》有云:"正气存内,邪不可干""风雨寒热,不得虚邪,邪不能独伤人,内外调和,邪不能害"。当人体脏腑功能失调、正气相对虚弱、卫外不固的情况下,或人体阴阳失衡,病邪内生,或外邪乘虚而入,均可使人体脏腑组织、经络官窍功能紊乱从而发生疾病。《素问·评热病论》有云:"邪之所凑,其气必虚。"《灵枢·口问》有云:"故邪之所在,皆为不足。"《黄帝内经》汇集了治则治法大成,也为后世治则治法的确立、发展与运用奠定了基础。

  汉张仲景继承《黄帝内经》学术思想并发挥其长,他更是具体运用扶正祛邪的代表医家。仲景遣方,处处虑及邪正盛衰,灵活使用扶正与祛邪的辨证施治原则运用于六经病证。以六经之中三阳病概括为阳证,患者正气盛,邪气实,治则多用祛邪法;三阴病概括为阴证,患者正气衰,邪气未除,治疗多用扶正法。金代名医张从正(子和)可谓攻邪学派的代表人物。张氏认为疾病乃邪气稽留于体内不去而产生,故治当急以攻邪。其主张治病当论药攻,用汗、吐、下三法以祛邪,邪去元气自复。所谓"损有余补不足"故"不补之中有真补存焉",为祛邪以扶正的体现。清吴鞠通在继承前人医家理论的基础上着书《温病条辨》,首创三焦辨证理论。吴氏提出了三焦的分论,在分别运用解表、散结、攻下等祛邪之法治疗温病的同时,强调中病即止、增液保阴、勿妄下热、久病扶正等观点,并运用于遣方用药的攻补相辅。其遣方用药上处处表现了祛邪不伤正、邪正合治的思想观点。当代肝病知名专家关幼波认为,治疗乙肝当首辨虚实,乙型肝炎以正气虚弱为主,治疗上应以扶助正气为先,祛除邪气则为辅[8]。扶正气的要点:①中州当先;②调补肝肾;③活血化瘀等。祛邪的要点:①清热解毒法;②凉血解毒法;③化湿解毒法;④利湿解毒法;

⑤燥湿解毒法;⑥通下解毒法;⑦酸敛解毒法。同时,往往依照临床的症状来辨证施治,扶正不忘祛邪,祛邪首先宜顾及正气。扶正祛邪治则源于《黄帝内经》,扩充于《伤寒论》,古今医家多尊《黄帝内经》《伤寒论》,在临床运用扶正祛邪法则的经验为后世提供了理论和实践依据。

中医学在治疗疾病过程中往往强调整体观念的重要性。所以,扶正祛邪治疗是针对邪气盛则实、精气夺则虚的虚实理论而设的。扶正祛邪的内涵实质是为祛邪不伤正气,扶正不恋邪,强调"阴阳自和者,必自愈"[9]。

2. 确立扶正祛邪为肝纤维化的治则大法

陈国良教授认为肝纤维化的基本病机是本虚标实,以肝脾肾亏虚为本,湿热毒邪稽留血分、气郁血阻为标,正虚血瘀是病机的关键环节,故治疗当标本兼治,扶正与祛邪相结合,确立以扶正祛邪为肝纤维化的治则大法,同时必须掌握祛邪而不伤正,扶正而不致恋邪,辨证论治与辨病论治相结合。叶天士曰"肝病既久,脾胃必虚",因此治疗当以《金匮要略》:"见肝之病,知肝传脾,当先实脾"之意,应首当实脾,扶助中州恢复脾胃功能。陈国良教授秉承林庆祥名老中医"补土"的学术思想,在肝纤维化治疗中的"扶正"具体治疗方法主要是益气健脾。因肝纤维化以湿热毒邪稽留血分、气郁血阻为标,结合康良石名老中医"疫郁"理论,故"祛邪"具体治疗方法则为清热解毒、活血化瘀、疏肝理气。

(五)创立七味化纤汤为肝纤维化诊治的基础方

肝郁脾虚兼血瘀证是肝纤维化临床最常见的证型,陈国良教授以此为立论依据,以扶正祛邪为治则大法,采取解毒、补虚、活血三法并用,吸收借鉴了现代中药药理学研究成果,结合多年临床经验总结,创立了七味化纤汤[10-11],并作为肝纤维化临床诊治的基础方,长期广泛应用于临床,获得了满意疗效。

七味化纤汤由黄芪、赤芍、丹参、当归、柴胡、醋鳖甲、炙甘草七味中药组成。方中以黄芪、当归、炙甘草益气养血,柔肝健脾以扶正;赤芍凉血解毒,清肝退黄以祛邪;丹参、醋鳖甲、柴胡活血软肝散结,疏肝理气解郁,共奏扶正祛邪之功。此外,陈国良教授在慢性乙型肝炎肝纤维化临床诊治中,常根据患者随症的不同,在七味化纤汤的基础上进行加减,具体如下:若兼夹有肝胆湿热者,临床症见有胸闷纳呆,口干,小便黄赤甚至身目发黄,舌质红,苔黄腻,脉弦数,则可加七寸金、绵茵陈、大黄、栀子根以清热利湿;若兼夹有肝郁脾虚者,临床症见纳呆,便溏,肝区时有不适,舌质淡红,可见齿痕,苔白或腻,脉弦缓,则可加茯苓、白术、薏苡仁、郁金以加强健脾利湿,疏肝理气;若兼夹有肝肾阴虚者,临床症见口干,咽干,手足心烦热,胁肋时有隐痛,寐差,舌红少苔,脉弦细数,则可加女贞子、墨旱莲、枸杞子以加强滋养肝肾;若血瘀阻络明显者,临床症见齿衄,鼻衄,肝掌,蜘蛛痣甚则皮下瘀点瘀斑,舌质紫暗或瘀斑,则可加桃仁、茜草根、莪术等以加强活血、止血、化瘀。

相关的中药药理研究文献资料显示,活血化瘀类的中药如赤芍、丹参、当归等均具有改善肝脏微循环的作用,能清除自由基,抑制细胞膜脂质过氧化,从而减轻肝细胞变性坏死的程度。此外,其还有一定增强胶原酶活性、促进胶原降解的功效,从而可阻止肝纤维化程度的进展。另有实验研究已表明黄芪、炙甘草、醋鳖甲、柴胡这些中药具有一定的调节体液免疫、抑制纤维增生、促进纤维吸收的功效,从而可具有一定程度的逆转肝纤维化的作用[12-13]。

厦门市中医院肝病中心研究显示,应用七味化纤汤治疗 162 例慢性乙型肝炎肝纤维化患者,结果显示七味化纤汤治疗组的肝功、肝纤指标、肝组织病理改善程度均明显优于对照组,结论显示七味化纤汤有良好的抗纤维化作用[10]。另有一项临床研究是选用七味化纤汤联合 α-干扰素治疗慢性乙型肝炎,结果显示应用七味化纤汤的治疗组其肝功复常率、乙肝病毒 HBeAg 的血清转换率、HBV-DNA 阴转率均显著高于对照组($p < 0.05$),并且肝纤维化扫描肝脏硬度值的下降程度亦优于对照组($p < 0.05$),具有提高 α-干扰素抗病毒疗效的协同作用[14]。

近 10 年,陈国良教授在临床诊疗实践中发现,肝纤维化患者多见于早期或中期肝硬化,血瘀表现明显。结合闽南地土方宜、气候特点多潮湿、饮食习惯及市民体质,临床中闽南地区的肝纤维化患者以脾虚表现尤为突出;再加上慢性肝病迁延难愈,肝木久郁则气滞,日久则易化热。因此,陈国良教授在上述病机演变特点的基础上,结合现代相关药理学研究成果,将原抗肝纤维化基础方七味化纤汤进行改良并重新命名为"芪术二丹化瘀汤"。芪术二丹化瘀汤由黄芪、醋莪术、丹参、丹皮、赤芍、当归、麸炒白术、柴胡、炙甘草等11味药组成。其中,黄芪为君药,益气健脾,使气行则血行;醋莪术为臣药,善于行气、破瘀、消积;丹参、丹皮、赤芍、当归、麸炒白术亦为臣药,以活血化瘀、清热凉血、养血柔肝、补血行滞、健脾燥湿;柴胡为佐药,能疏肝解郁,引诸药入肝经,并佐理气、和胃、健脾之流以辅君臣之效用;炙甘草为使药,益气和中,调和诸药。诸药相和,以达益气健脾、疏肝理气、活血化瘀之功。芪术二丹化瘀汤已广泛应用于临床肝郁脾虚兼血瘀证的肝纤维化患者,并经初步观察,其疗效较原七味化纤汤显著。

三、治疗肝衰竭早期以清热解毒凉血为法,多途径给药

(一)肝衰竭概述

肝衰竭是由多种因素引起的严重肝脏损害,导致其合成、解毒、排泄和生物转化等功能发生严重障碍或失代偿,出现以凝血功能障碍、黄疸、肝性脑病、腹水等为主要表现的一组临床症候群。2006年中华医学会肝病学分会重型肝病与人工肝学组和中华医学会感染病学分会肝衰竭与人工肝学组,联合发布我国更新的《肝衰竭诊治指南》[15],将肝衰竭分为4类:急性肝衰竭(acute liver failure,ALF)、亚急性肝衰竭(subacute liver failure,SALF)、慢加急性(亚急性)肝衰竭(acute-on-chronic liver failure,ACLF)和慢性肝衰竭(chronic liver failure,CLF)。我国肝衰竭的病因主要是HBV感染,这也是我国最常见的肝脏疾病死亡原因,临床表现以慢加急性肝衰竭为主,占肝衰竭总数的82.8%[16],其次是药物及肝毒性物质(如乙醇、化学制剂等)导致的肝衰竭。HBV相关肝衰竭病情严重、并发症多、治疗困难、病死率高。

肝衰竭发病机制较为复杂,病因不同,其发病机制也不完全一致,归纳起来主要有3种:①免疫病理反应。其包括体液免疫病理反应学说和细胞免疫病理反应学说,近10年来细胞免疫病理反应学说占绝对优势。②细胞因子网

络激活。其中最重要的是单核巨噬细胞激活释放的细胞因子 TNF-a、IL-1、IL-6,内毒素是激活单核巨噬细胞最常见的因子。此外,炎性介质如血小板活化因子、白三烯等与细胞因子类似,均具有致肝损伤作用。研究表明,细胞因子和炎性介质主要通过两种途径发挥其致肝损伤作用:其一是通过对肝血管(肝窦)内皮细胞的损伤作用:引起缺血性肝细胞坏死;其二是引起肝细胞浆膜的损伤而致肝坏死,两种途径相互联系,是肝损害发病机制中一个问题的两个侧面。③细胞代谢网络紊乱。其包括自由基过量生成、谷胱甘肽被消耗、细胞膜脂质过氧化及钙自稳调节机制破坏[17]。

(二)中医对肝衰竭的认识

中医没有"肝衰竭"的确切病名,但根据其黄疸加深、出血倾向、腹水及肝性脑病等临床特点可将其归属于"急黄""瘟黄""黄疸""血证""厥证""肝厥""臌胀"等范畴,有关记载最早见于《黄帝内经》。《素问·六元正纪大论》云:"湿热相搏……民病黄疸。"《伤寒杂病论》中对其有较多记载:"黄家所得,从湿得之""但头汗出,身无汗,齐颈而还,小便不利,渴饮水浆者,此为瘀热在里,身必发黄""伤寒发汗已,身目为黄。所以然者,以寒湿在里不解故也。不可下也,于寒湿中求之"。《黄帝内经》与《伤寒杂病论》均提出了"湿"为黄疸发病的主要因素,《黄帝内经》强调"湿热相搏",张仲景在强调"湿热郁滞"的同时还提出了"寒湿致黄"。巢元方《诸病源候论》之"因为热毒所加,故卒然发黄,心满气喘,命在倾刻,故云急黄也";沈金鳌《沈氏尊生》之"天行疫病以至发黄者,俗谓之瘟黄,杀人最急";吴又可《瘟疫论》之"疫邪传里,热移下焦,小便不利,其传为疸,身目如金";《医宗金鉴》之"天行疫疠发黄,名曰瘟黄,死人最暴也,盖是急黄耳",提出了本病与疫疾、时行热病有关,并突出了本病发病急、病情危重的特点。孙思邈《千金要方》之"凡遇时行热病,多必内瘀发黄";张璐《张氏医通》之"诸黄虽多湿热,然经脉久病,不无瘀血阻滞也",提出了"瘀"在本病发病过程中是重要因素之一。从以上可以看出,古代文献对肝衰竭病因病机的认识可概括为湿热疫毒之邪乘虚而入,搏结于内,累及多个脏腑,变症丛生,而其基本病理因素主要为湿、热、火、毒、瘀等。在古人的基础上,现代学者对肝衰竭的病因病机认识不断深入,毛德文[18]提出"毒邪病因"学说,毒邪包括外毒和内毒两方面,"毒"为肝衰竭的致病之因,贯穿疾病的整个过程,"瘀""痰"为病变之本,毒与瘀、痰互为因果,"毒""瘀""痰"胶结为本病基本病机病理。关幼波[19]认为,急性肝衰竭多因湿热结痰,痰热蕴毒,毒火攻心以致内闭所致,亚急性或慢性肝衰竭多因气血虚弱,阴阳俱损,湿热未清,痰湿蒙闭清窍所致。彭杰等[20]通过对438例慢性乙型重型肝炎回顾性研究,认为慢性乙型重型肝炎早期以湿热证候为主伴有脾虚和血瘀证候;中期以脾虚血瘀证候为主伴有湿热证候。综合以上,笔者认为肝衰竭的病因病机可归纳为湿热疫毒外侵,致痰、瘀内生,毒、痰、瘀三者相互影响,形成恶性循环,搏结于体内,久之致阴阳失衡,正气亏虚,肝脾肾受损,早期多表现为以邪实为主,中期表现为虚实夹杂,而晚期主要以正虚为主,甚至出现元气暴脱,阴阳离决。

(三)目前中西医结合治疗肝衰竭的概述

中医药在肝衰竭的治疗方面具有独特的优势,可根据疾病发展的不同阶段特点及分期进行中医辨证治疗。肝衰竭早期以过度炎症反应、肝细胞大量坏死为特征,可采取中西药物相互配合抑制过激的免疫反应,围绕此项内容研究者做了大量的工作,多以经方或自拟方剂为主,同时配合西药治疗。

1. 凉血解毒、祛湿化瘀法

以凉血解毒化瘀中药配伍组方治疗,主要对湿热瘀黄的慢加急性肝衰竭患者效果较明显。王融冰等[21]在应用拉米夫定抗病毒治疗慢性重型肝炎33例患者的基础上,以解毒凉血法组方(茵陈30 g,生地15 g,丹皮15 g,紫草20 g,赤芍30 g,黄芩10 g等)治疗18例患者,与15例未服用中药的患者对照,结果显示,治疗后在阻断肝坏死[总胆红素(total bilirubin,TBIL)下降]方面中西医组显著优于西医组($p<0.01$)。刘慧敏等[22]通过对451例乙型相关慢加急性肝衰竭患者基于解毒凉血法的中西结合方案治疗(茵陈30 g,生大黄15 g,栀子15 g,生地15 g,黄芩15 g,赤芍30 g,蒲公英30 g,郁金15 g,丹参15 g,丹皮15 g,紫草15 g,白术15 g,茯苓15 g,陈皮15 g)进行疗效分析,得出中西医

结合治疗具有良好效果,可更好地消退黄疸,改善凝血酶原活动度(prothrombin time activity,PTA),减少并发症的发生,提高患者的生存率。

2. 益气解毒、温阳化瘀法

以益气解毒化瘀中药配伍组方治疗,主要对气虚瘀黄的慢加急性肝衰竭患者效果较明显。赵春和骆群[23]选23例证属脾阳虚的慢性重型肝炎患者用附子理中汤(炮附子6 g,人参6 g,干姜、白术各10 g,甘草6 g加减)结合西医治疗,另28例用纯西药治疗作为对照,治疗后发现中西医组较西医组在肝功能指标改善方面有较好的疗效。李晶滢等[24]认为,慢性重型肝炎的黄疸出现同气阴两虚、血瘀血热有关,用益气养阴法(益气养阴汤组成:西洋参、五味子、生地黄、大黄、蒲公英、麦冬、赤芍)治疗慢性重型肝炎患者组33例,结果有效率为66.67%。研究表明,益气养阴汤可提高慢性重型乙型肝炎治疗有效率,改善患者临床症状和肝功能。

3. 扶阳抑阴、祛湿化瘀法

以扶阳抑阴、退黄祛湿、活血散瘀中药配伍组方治疗,主要对气血不足、元阳虚衰慢性乙型肝炎肝衰竭效果明显。加味茵陈四逆颗粒具有活血解毒、益气生津的作用,异甘草酸镁具有抗炎、抗氧化、免疫调节的作用。李兆明和张晓芳[25]选用50例慢性乙型肝炎肝衰竭患者作为研究组,应用加味茵陈四逆颗粒(茵陈、白附片、干姜、白术、赤芍、炙甘草、茯苓、大黄)50 mL/bid联合异甘草酸镁150 mg/qd治疗,另50例作为对照组单纯使用异甘草酸镁150 mg/qd治疗。治疗后,研究组在黄疸消退、肝功能改善、肠道功能改善等方面优于对照组,且能够促进终末期肝病模型联合血清钠(model for end-stage liver disease-Na,MELD-Na)评分降低,加快转化生长因子(transforming growth factor-β,TGF-β)、M30、M65水平改善,安全性较高。

4. 人工肝联合中药

在内科综合治疗及人工肝单纯血浆置换治疗的基础上,加用中药治疗早、中期慢性重型肝炎,能明显改善患者症状及肝功能,促进肝功能的恢复,从而明显减少血浆置换次数,节省医疗费用。李芹等[26]观察人工肝联合中药方剂治疗慢性重型肝炎患者90例,对照组是内科综合治疗及血浆置换,治疗组则在对照组基础上加用中药方剂治疗。结果：人工肝联合应用中药治疗慢性重型肝炎，能有效改善临床症状，恢复肝功能，减少并发症，降低病死率，明显优于对照组。结论：人工肝联合中药方剂治疗早、中期慢性重型肝炎可改善患者临床症状，促进胆红素的代谢，减少并发症的发生率，减少人工肝治疗次数，改善患者预后。

5. 中药保留灌肠

一方面，患者在肝衰竭过程中往往存在非常严重的消化道症状，所用中药又多为苦寒之品，口服往往不易被接受；而另一方面，出现并发症的患者，尤其是肝性脑病等患者神志不清，对于口服治疗存在一定的困难，也限制了内服中药的进一步发展。因此，有人提出了中药制剂灌肠治疗的方法，不仅可改善肝功能，而且在并发症的治疗方面开辟了一条新的道路。陈国良等[27]以蘘荷合剂（处方：蘘荷100 g，赤芍60 g，田基黄30 g，大黄10 g，甘草10 g）高位保留灌肠治疗亚急性重症肝炎早、中期，亦取得良好疗效，改善生存率，且该治疗方法效佳价廉，易于临床推广应用。熊焰等[28]观察大黄煎剂（主要组成：大黄、乌梅）150 mL保留灌肠治疗慢性重型肝炎患者98例，在综合治疗相同的基础上，治疗组联合应用大黄煎剂保留灌肠。结果：联合应用大黄煎剂保留灌肠治疗慢性重型肝炎，能有效改善临床症状，恢复肝功能，降低血氨浓度，减少并发症，降低病死率，明显优于对照组。

6. 中医外治法辅助治疗肝衰竭

中医外治法在治疗肝衰竭方面也起到了重要作用，有助于黄疸的消退以及疾病的转归。例如，针灸疗法[29]可通过针刺来刺激或兴奋穴位，达到促进胆汁排泄退黄的目的，并且还可通过对人体特异免疫功能的影响，对重症肝损患者起到辅助治疗的作用。由此可见，针灸疗法不仅对肝衰竭有一定的治疗作用，而且可通过调节整个机体来达到改善疾病的转归与预后。

（四）提出治疗慢加急性肝衰竭早期以清热解毒凉血为法，主张多途径给药

肝衰竭病情重、进展迅速、并发症多、病死率高、临床疗效差，是肝病内科治疗的重点及难点。目前西医治疗肝衰竭主要包括：一般支持治疗、抗病毒治疗、免疫调节、促肝细胞生长、改善微循环、抗氧化等治疗方法，疗效不尽如人意。迄今为止，对本病尚无特效疗法，终末期多用人工肝术或肝移植，昂贵的医疗费用往往是大多数患者无法承担的，而且总体疗效欠佳。因此，在西医治疗基础上联合中医药治疗是目前研究热点之一。急性肝衰竭为肝细胞一次性大片坏死，慢性肝衰竭则呈弥漫性坏死，故中医药疗效有限。而慢加急性肝衰竭（ACLF）早期肝组织坏死程度相对较轻，故早期诊断、积极治疗，是阻断 ACLF 进展的关键。

HBV 相关性慢加亚急性肝衰竭早期属中医学"急黄""瘟黄"范畴。中医认为本病病因为热毒，其基本病机为热毒炽盛，因此中医各家治法多以清热解毒、凉血为主，而且取得一定临床效果。

陈国良教授总结其长期临床诊治经验，阐述本病乃因不慎感受湿热疫毒之邪，疫毒内陷，毒漫三焦，热毒炽盛，燔灼营阴，耗伤津液，灼津为痰，瘀血阻滞，毒、痰、瘀互结，日久则阴阳气血失衡，肝、脾、肾三脏俱损。

陈国良教授认为急黄初成，热毒炽盛，毒漫三焦，黄疸迅速加深，从疫郁理论分析，乃热毒、瘀毒炽盛，逼灼营阴，若营阴受损，热毒、瘀毒愈炽。故此时须及早速投重剂凉血救阴、泻火解毒药品，以拯受灼的营阴，急泻充斥一身上下内外的热毒，阻断毒炽阴伤的恶性循环，延缓病势的发展，防止严重并发症的发生。

故在"急黄"治疗上，陈国良教授汲取了厦门市中医院著名中医肝病专家康良石教授的经验及早急投重剂——清热解毒凉血方，组方如下：栀子根、绵茵陈、黄连、黄芩、板蓝根、蒲公英、龙胆草、蚤休、败酱草、白花蛇舌草、郁金、玄参、水牛角、生地黄、甘草。方中黄连、黄芩以泻火解毒；栀子根、白花蛇舌草、郁金、绵茵陈、龙胆草、蚤休、败酱草、蒲公英、板蓝根以通泻三焦，利胆退黄，清热解毒；水牛角、生地黄、玄参以凉血养阴；甘草以调和诸药。陈国良教授强调处方用量宜足以迅速截断病势，注意中病即止以防苦寒伤正，注意随证加减，如明显腹胀者，加厚朴、枳实；恶心呕吐剧烈者，加姜半夏、竹茹；舌苔厚腻者,加藿香、佩兰、白豆蔻。

此外,陈国良教授自创蓼薁合剂高位保留灌肠,具体组方:蓼薁 100 g,赤芍 60 g,虎杖 30 g,大黄 10 g,甘草 10 g,浓煎 150 mL 高位保留灌肠。方中蓼薁以清湿热、利小便、消肿毒;赤芍以凉血活血、和营;虎杖以清热利湿退黄;大黄以泻火攻下、活血化瘀;甘草以调和诸药。多途径给药的治疗方案,既能保证大剂量药的充分吸收,又能避免使用大量苦寒药时损伤脾胃,提高临床疗效[30]。

陈国良教授曾开展了肝衰竭临床课题——清热解毒凉血法治疗乙肝病毒相关性慢加急性肝衰竭早期临床和实验研究:西医治疗组予异甘草酸镁、还原型谷胱甘肽、促肝细胞生长素、人血白蛋白或新鲜血浆等综合治疗,HBV-DNA 阳性者辅以核苷类抗病毒治疗;中西医治疗组同时给予清热解毒凉血方口服并配合蓼薁合剂高位保留灌肠,以清热解毒凉血为法。研究显示,中西医治疗组总有效率为 76.7%,并发症发生率为 20.0%,均优于西医治疗组的 52.9% 和 44.1%(p 均<0.05)[31]。研究证实,蓼薁合剂高位保留灌肠可以降低血氨水平、减轻肠源性内毒素血症、防治肝性脑病,应用清热解毒凉血法多种途径给药的治疗方案能有效阻止 HBV 相关性慢加急性肝衰竭早期的病情进展,降低严重并发症的发生率,减少进展至人工肝或肝移植的比例,减轻患者经济负担。

参考文献

[1]尤红,王福生,李太生,等.慢性乙型肝炎防治指南(2022 年版)[J].实用肝脏病杂志,2023,26(3):457-478.

[2]李洁,赵晓东,史美育,等.慢性乙型肝炎中医证型临床文献研究[J].中国中医基础医学杂志,2006(1):57-58.

[3]吴丽,张如棉,陈国良.辨病与辨证相结合治疗慢性乙型肝炎的组织学基础[J].中西医结合肝病杂志,2011,21(4):201-202,220.

[4]张国良,吴其恺,林巧,等.260 例慢性乙型肝炎中医证型与肝组织病理改变的相关性研究[J].中国中西医结合杂志,2007(7):613-615.

[5]肖和杰,李平,张佳光,等.慢性乙型肝炎患者中医证型与肝脏病理改变肝内Ⅳ型胶原定量分析研究[J].中西医结合肝病杂志,1999,9(5):7-9.

[6]吴丽,肖志鸿,陈国良.栀蒌汤联合甘利欣胶囊治疗湿热蕴结型慢性乙型肝炎轻中度患者的临床疗效观察[J].中医临床研究,2019,11(16):65-68.

[7]徐列明,刘平,沈锡中,等.肝纤维化中西医结合诊疗指南(2019年版)[J].临床肝胆病杂志,2019,35(7):1444-1449.

[8]关幼波.中医对乙型肝炎的治疗[J].云南中医中药杂志,1995(4):35-38.

[9]李俊莲."扶正祛邪"治则理论探讨[J].中华中医药杂志,2005,20(5):275-276.

[10]唐金模,陈国良.七味化纤汤治疗肝纤维化163例临床观察[J].中国中医药科技,2003,10(2):110-111.

[11]唐金模,陈国良.七味化纤汤对慢性乙型肝炎患者抗肝纤维化作用的临床及组织学研究[J].中医杂志,2003,44(7):514-515.

[12]邹金生.活血药治疗乙型病毒性肝炎初探[J].中西医结合肝病杂志,2000(S1):24-25.

[13]李文,邹正宇,查赣,等.170种中草药抗乙型肝炎病毒的实验研究[J].世界华人消化杂志,1999,7(1):89-90.

[14]唐金模,梁惠卿,陈国良.七味化纤汤联合α-干扰素治疗慢性乙型肝炎临床观察[J].中医临床研究,2012,4(24):5-8.

[15]中华医学会感染病学分会肝衰竭与人工肝学组,中华医学会肝病学分会重型肝病与人工肝学组.肝衰竭诊治指南(2018年版)[J].临床肝胆病杂志,2019,35(1):38-44.

[16]王粤,辛小娟.肝衰竭的治疗进展[J].河北医科大学学报,2024,45(2):183-190.

[17]王峰,汪杨,辛桂杰.83例重型肝炎病因分析[C]//第四届国际暨全国肝衰竭与人工肝学术会议论文集.长春,2007,3:101-102.

[18]毛德文.肝衰竭毒邪病因学说辨析[J].中医药导报,2007,13(1):

8-11.

[19]赵伯智.关幼波肝病、杂病论[M].北京:世界图书出版社,1994:107.

[20]彭杰,陈斌,孙克伟,等.慢性乙型重型肝炎"湿热-血瘀-脾虚"证候分布与演变特点的回顾性分析[J].中西医结合肝病杂志,2011,21(3):135-138.

[21]王融冰,王宪波,孙凤霞,等.解毒凉血法治疗慢性乙型重型肝炎[J].北京中医药,2008(2):83-85.

[22]刘慧敏,王宪波,王融冰.基于解毒凉血法的中西医结合方案治疗乙型肝炎慢加急性肝衰竭疗效分析[J].中西医结合肝病杂志,2011,21(4):197-200.

[23]赵春,骆群.附子理中汤加减治疗慢性重型肝炎脾阳虚患者23例[J].中西医结合肝病杂志,2001(1):46-47.

[24]李晶滢,过建春,姚鹏,等.益气养阴方法治疗慢性乙型重型肝炎临床分析[J].中华中医药杂志,2011,26(6):1300-1302.

[25]李兆明,张晓芳.加味茵陈四逆颗粒联合异甘草酸镁治疗慢性乙型肝炎肝衰竭的疗效及对 MELD-Na 评分、TGF-β、M30、M65 的影响[J].吉林医学,2024,45(2):411-414.

[26]李芹,林恢,刘政芳,等.人工肝支持系统联合中药治疗慢性重型肝炎临床研究[J].中西医结合肝病杂志,2010,20(1):12-14.

[27]陈国良,肖志鸿,陈志杰,等.蔞蓳合剂保留灌肠治疗亚急性重症肝炎临床研究[J].中国医药学报,2001,16(2):42-44.

[28]熊焰,黄裕洪,伍玉南,等.中药保留灌肠治疗慢性重型肝炎临床观察[J].中国中医药杂志,2004,2(9):413-414.

[29]李亚芹,严惠萍,张龄予,等.中医药防治肝衰竭研究近况[J].广西中医药大学学报,2022,25(4):52-54.

[30]肖志鸿,吴丽,陈国良.陈国良教授清热解毒凉血法治疗肝衰竭的经验[J].光明中医,2017,32(4):484-486.

[31]肖志鸿,吴丽,林立,等.清热解毒凉血法治疗乙肝慢加急性肝衰竭早期的临床研究[J].光明中医,2016,31(10):1403-1406.

第二章
陈国良教授临证典型医案

第一节　七味化纤汤治疗
慢性乙型肝炎肝纤维化的临床经验

肝纤维化是各类慢性肝病发展为肝硬化的共同病理过程及必经之路，及时诊断肝纤维化并治疗，就能阻止慢性肝病发展成为肝硬化、肝癌和肝衰竭。目前已有研究明确了肝纤维化可逆转，但尚无有效的化学药物和生物制剂用于临床治疗。中医药对逆转肝纤维化/肝硬化有独到的效果。

陈国良教授认为肝纤维化中医病名归属于"胁痛""黄疸""积聚""鼓胀"等病的范畴。本虚标实为肝纤维化的基本病机。"本虚"指的是肝、脾、肾、气血的亏虚，临床上以脾虚最为常见；"标实"指的是所感受的湿热疫毒之邪久留不去，滞于血分，导致气郁血阻。临床上脾虚血瘀证是肝纤维化最常见的证型。结合经典理论的相关论述如《素问·三部九候论》云"实则泻之，虚则补之"，《金匮要略》云"见肝之病，知肝传脾，当先实脾"，并鉴于林庆祥名老中医的"补土"学术思想的熏陶传承以及康良石名老中医"疫郁"理论的影响，陈国良教授提出扶正祛邪为肝纤维化的治则，以补虚、活血、解毒为治法，创立了抗肝纤维化的基础方——七味化纤汤。该方由黄芪、赤芍、丹参、当归、柴胡、醋鳖甲、炙甘草七味中药组成,有益气健脾、解毒活血、柔肝养血的功效,临床应用可根据伴随症状进行随证加减。

厦门市中医院肝病中心已开始多项临床研究显示七味化纤汤对慢性乙型肝炎患者有明确的抗纤维化功效。近10年,陈国良名老中医结合闽南地区肝纤维化患者的临床特点及病机演变,改良了七味化纤汤,确立了针对肝郁脾虚兼血瘀型的肝纤维化治疗经验方并命名为芪术二丹化瘀汤。芪术二丹化瘀汤由黄芪、醋莪术、丹参、丹皮、赤芍、当归、柴胡、麸炒白术、炙甘草等11味药组成,具有益气健脾、疏肝理气、活血化瘀之功效,临床广泛用于肝郁脾虚兼血瘀证的肝纤维化患者,且疗效较前七味化纤汤显著。

典型病例

患者王某某,男,42岁,以"HBsAg(+)8年余,反复乏力、肝功异常2年"为主诉,初诊:2014-03-15。患者8年余前体检发现乙肝表明抗原阳性,HBVM"大三阳",间断复查肝功均正常。2年前开始反复乏力,伴时有肝区胀闷不适,复查肝功反复轻度异常,HBVM持续"大三阳",HBV-DNA欠详,间断院外保肝降酶治疗。此次再发1周。辰下症见:乏力,纳可,时有肝区胀闷不适,尿淡黄,大便日行2次,色黄质时溏,夜寐安。既往:尚健,母亲有乙肝表面抗原携带病史,否认肝癌家族史,否认服用损肝药史,否认嗜酒史。查体:神志清楚,精神略倦怠,肝病面容;舌淡红胖大,边有齿痕,苔薄白,脉弦细,舌下络脉Ⅱ度迂曲;肝掌(+),蜘蛛痣(-),皮肤巩膜无黄染,浅表淋巴结未触及肿大;心肺听诊无殊,腹软,无压痛、反跳痛,肝右肋下未触及,剑突下触诊不满意;墨菲氏征(阴);脾左肋下未触及;叩诊肝浊音界存在,肝上界于右锁骨中线第Ⅴ肋间,肝区叩击痛(-),肠鸣音4次/分;双下肢无凹陷性浮肿;NS(-)。辅助检查:2014-03-12,肝功:白蛋白43 g/L,谷丙转氨酶178 IU/L,谷草转氨酶126 IU/L,r-谷氨酰转肽酶105 IU/L。HBV-DNA:4.04E+7 IU/mL。HBVM:HBsAg(+),HBeAg(+),HBcAb(+)。肝纤扫描:肝脏硬度值16.0 kPa。上腹部彩超:肝回声增粗。

诊断：中医：肝着——肝郁脾虚兼血瘀证。

西医：慢性乙型肝炎 HBeAg 阳性，中度。

西医基础治疗：予甘利欣、谷胱甘肽静滴保肝降酶，恩替卡韦片抗病毒治疗。

中医治法：疏肝健脾，益气活血。

处方（七味化纤汤化裁）：

黄芪 20 g	赤芍 10 g	丹参 10 g	当归 6 g
醋柴胡 6 g	醋鳖甲(先煎)10 g	炙甘草 3 g	茯苓 15 g
炒白术 10 g	醋香附 10 g	郁金 10 g	

上方以 500 mL 水浸泡半小时，再以煎药机煎制取汁 200 mL，分 2 次，每次 100 mL 温服，每日 1 剂

二诊：2014-03-28　患者用药后精神体力及食欲改善，纳食量如常，肝区不适减轻，无腹胀，尿淡黄，大便日一行，色黄质软成形，夜寐安。舌淡红，胖大，边有齿痕，苔薄白，脉弦细，舌下络脉Ⅱ度迂曲。2014-03-26　复查肝功：白蛋白 37 g/L，谷丙转氨酶 95 IU/L，谷草转氨酶 72 IU/L，r-谷氨酰转肽酶 95 IU/L。诸症明显改善，病情好转，续按原方治疗。

三诊：2014-04-12　患者用药后精神体力及食欲均佳，肝区不适已消除，纳食如常，无腹胀、恶呕，二便自调，夜寐安。舌淡红，略胖大，边有齿痕，苔薄白脉弦细，舌下络脉Ⅰ度迂曲。2014-04-10　复查：肝功能：白蛋白 41 g/L，谷丙转氨酶 45 IU/L，谷草转氨酶 32 IU/L，r-谷氨酰转肽酶 52 IU/L。HBV-DNA：6.04E+3 IU/mL。肝纤扫描：肝脏硬度值：7.0 kPa。患者临床症状消失，肝功恢复正常，HBV-DNA 及肝脏硬度值明显下降，病情好转出院。出院后续服上方七味化纤汤去醋香附，1 个月后随访肝功仍持续稳定正常。肝纤扫描：肝脏硬度值：6.3 kPa。HBV-DNA：< 5.0E+2 IU/mL。

按语：肝纤维化是多数慢性肝病的病理学基础。肝纤维化是可逆的。陈国良教授认为肝纤维化是一个动态变化过程，其中医基本病机是本虚标实，湿热疫毒残留难尽是启动因子和持续因素，正气虚弱是内因和转归，瘀血阻

络是病理基础,久病必虚,肝病传脾,故治疗肝纤维化亦应循此规律以扶正祛邪为治则。本案为慢性乙型肝炎,肝纤维化,证属肝郁脾虚兼血瘀,陈国良教授应用其所创的七味化纤汤化裁治疗,方中以黄芪、当归、炙甘草益气养血,柔肝健脾;赤芍凉血解毒,活血;丹参、醋鳖甲活血软肝散结;柴胡、醋香附、郁金疏肝理气解郁;加用茯苓、白术以加强健脾化湿,共奏疏肝健脾、益气活血之功效。

第二节　蘡薁合剂保留灌肠治疗
亚急性肝衰竭的临床经验

《肝衰竭诊治指南》(2012年版)描述亚急性肝衰竭是指既往没有慢性肝病病史,发病15 d~26 w出现肝衰竭症候群,以凝血机制障碍和黄疸、肝性脑病、腹水等为主要表现。亚急性肝衰竭可由多种原因引起,病情重,预后凶险,目前西医以内科综合保肝、对症、支持为主,并可配合人工肝支持治疗,严重病例可选择肝移植。中医药治疗肝衰竭也一直在不断探索。

亚急性肝衰竭归属中医"急黄""瘟黄"范畴,其病机早期为湿热疫毒内盛、肝失疏泄、胆汁外溢,晚期则邪壅三焦,热入营血而见神昏、出血、尿闭诸症,甚则内闭外脱,阴阳离决而亡。陈国良教授提出急黄初成,主要矛盾在于邪盛,务必在未发生传变之前重视驱邪,及早泻火解毒、凉血救阴,似可减免难、逆、危证之发生,并自创了蘡薁合剂高位保留灌肠法治疗,具有清热解毒、凉血活血、利湿退黄、截断疫毒内陷之功效,并可避免大剂量苦寒药伤胃。据相关研究,与西医综合治疗的对照组相比,可明显降低胆红素,降低血氨,清除肠道内毒素,提高存活率。

典型病例

患者李××,男,56岁,以"乏力、纳差、尿黄2周,伴身目黄1周"为主诉,初诊:2012-09-22。症见:乏力,纳差,食量减少约1/2,上腹食后饱胀,恶心,每日呕吐2~3次胃内容物,厌油腻,口干欲饮,口苦,身目发黄,黄色鲜明如橘,尿黄如浓茶,大便2日一行,色黄质干,夜寐欠安。既往:尚健,否认肝炎病史,否认服用损肝药史,否认嗜酒史。查体:神志清楚,精神倦怠,肝病面容,对答切题,查体合作,语声清晰,气息平顺;舌红苔黄,厚腻偏干,脉弦,肝掌(一),蜘蛛痣(一),全身皮肤巩膜中偏深度黄染,浅表淋巴结未触及肿大;结膜无充血、水肿,瞳孔等大等圆,对光反射灵敏;颈软无抵抗,颈静脉无怒张;双肺呼吸音清，双肺未闻及干湿啰音；心率 82 次/分，律齐，心音正常，各瓣膜听诊区未闻及杂音；腹软，无压痛、反跳痛，肝右肋下未触及，剑突下触诊不满意；墨菲氏征（阴）；脾左肋下未触及；叩诊肝浊音界存在，肝上界于右锁骨中线第 V 肋间，移动性浊音（阴），肝区叩击痛（＋），双肾区无叩击痛，肠鸣音 4 次/分；双下肢无凹陷性浮肿；NS（－）。辅助检查：肝功能＋血脂：前白蛋白 76.0 mg/L，白蛋白 33 g/L，总胆红素 185 μmol/L，直接胆红素 110.5 μmol/L，间接胆红素 74.5 μmol/L，谷丙转氨酶 1208 IU/L，谷草转氨酶 688 IU/L，r-谷氨酰转肽酶 120 IU/L，总胆汁酸 175 μmol/L。凝血酶原时间：22.7 s，凝血酶原活动度 38%。戊肝抗体：戊型肝炎病毒 IgG 抗体（＋），戊型肝炎病毒 IgM 抗体（＋）。HACVM：均阴性。HBVM：抗 HBs（＋），余均阴性。

诊断：中医：瘟黄（急黄）——热毒炽盛证。

西医：亚急性肝衰竭早期，病毒性肝炎，急性戊型。

西医基础治疗：予异甘草酸镁、谷胱甘肽静滴保肝降酶，促肝细胞生长素静滴促肝细胞再生，门冬氨酸鸟氨酸静滴改善氨基酸代谢，能量组静滴以补充能量、支持治疗。

中医治法：清热解毒，凉血活血，利湿退黄。

予蘡蓂合剂：蘡蓂 100 g、赤芍 60 g、田基黄 30 g、大黄 10 g、甘草 10 g，浓煎取汁 150 mL，高位保留灌肠（＞1 h），每天 2 次。

二诊：2012-10-06　患者未再恶呕，精神体力及食欲改善，食量增加，口干口苦减轻，大便日解 2～3 次，色黄质软，身目尿黄明显减退，夜寐转安，舌红苔黄腻，脉弦。复查生化：前白蛋白 189.5 mg/L，白蛋白 40 g/L，总胆红素 65.4 μmol/L，直接胆红素 40.4 μmol/L，间接胆红素 25.0 μmol/L，谷丙转氨酶 128 IU/L，谷草转氨酶 76 IU/L，r-谷氨酰转肽酶 98 IU/L。凝血酶原时间：15.6 s。据此诸症明显改善，病情明显好转，续予蘡蓂合剂：蘡蓂 100 g、赤芍 60 g、田基黄 30 g、大黄 10 g、甘草 10 g，浓煎取汁 150 mL，高位保留灌肠（＞1 h），每天 1 次以巩固疗效，同时续予西医基础治疗。

三诊：2012-10-20　患者精神体力及食欲均佳，纳食如常，无口干口苦，大便日解 3 次，色黄质软，身目黄消退，尿转淡黄，舌红苔薄黄，脉弦。复查生化：

肝功能＋血脂：前白蛋白 230.0 mg/L，白蛋白 42 g/L，总胆红素22.5 μmol/L，直接胆红素 5.0 μmol/L，间接胆红素 17.5 μmol/L，谷丙转氨酶 45 IU/L，谷草转氨酶 32 IU/L，r-谷氨酰转肽酶 64 IU/L。凝血酶原时间：12.6 s。患者临床症状消失，黄疸消退，肝功恢复正常，病情治愈出院。

按语：本案为"亚急性肝衰竭早期，病毒性肝炎，急性戊型"，属中医"急黄""瘟黄"范畴，其病因病机为不慎感受湿热疫毒，疫毒内盛，肝失疏泄，胆汁外溢，中焦脾胃失和。针对急黄早期热毒炽盛尚未入营动血，陈国良教授考虑急黄患者恶呕腹胀，水谷不进，采用蘡薁合剂高位保留灌肠法，既保证了大剂量药物的应用吸收，又避免苦寒伤胃，且灌肠通下又有清除肠道内毒素、降低血氨、防治肝昏迷的作用。另外，陈国良教授认为中老年多素体偏虚，考虑亚急性肝衰竭多表现热毒较轻，故将虎杖换为田基黄，并强调中病即止，保护正气，明显奏效后即可减少保留灌肠给药次数。

第三节　清热解毒凉血法治疗
乙肝慢加亚急性肝衰竭的临床经验

慢加急性肝衰竭是发生在伴或不伴肝硬化的慢性肝病基础上短期内发生急性严重肝脏损害,在我国病因主要是乙型肝炎病毒。其危害严重,可能导致多器官衰竭,3个月内病死率高。"三早一体系"即早期预警、早期诊断、早期治疗,内科-人工肝/脏器支持-肝移植一体化的肝衰竭救治体系,仍是目前肝衰竭诊治的基本策略。在西医治疗基础上联合中医药治疗是目前研究热点之一。

陈国良教授汲取了厦门市中医院肝病中心创始人康良石名老中医的学术思想及经验,并加以创新,认为 HBV 相关性慢加亚急性肝衰竭属中医"急黄""瘟黄"范畴,基本病机为热毒炽盛,毒漫三焦,逼灼营阴,治宜清热解毒凉血,主张及早急投之康良石名老中医的经验方——清热解毒凉血方口服并联合自创的蘡薁合剂高位保留灌肠多途径给药,以截断疫毒内陷,顿挫病势。厦门市中医院肝病中心已开始相关临床研究并证实了该治疗方案可取得较好的临床疗效,提高了 HBV 相关性慢加亚急性肝衰竭患者的生存率。

典型病例

患者吴某某,男,26岁,以"HBsAg(＋)2年,乏力、纳差、尿黄2周"为主诉,初诊:2017-09-27。患者发现 HBsAg 阳性2年,肝功稳定正常。此次发病2周,辰下症见:乏力,纳差,食量减半,上腹食后饱胀,恶心欲呕,厌油腻,口干口苦,身目发黄,黄色鲜明如橘,尿黄如浓茶,大便1～2日一行,色黄质干,夜寐欠安。既往:尚健,否认服用损肝药史,否认嗜酒史,否认肝硬化、肝癌家族史。查体:神志清楚,精神倦怠,肝病面容;舌红,苔黄厚腻,脉弦滑,舌下络脉Ⅰ度迂曲;肝掌(一),蜘蛛痣(一),皮肤巩膜中偏深度黄染,浅表淋巴结未触及肿大;心肺听诊无殊;腹软,无压痛、反跳痛,肝右肋下未触及,剑突下触诊不满意;墨菲氏征(阴);脾左肋下未触及;叩诊肝浊音界存在,肝上界于右锁骨中线第Ⅴ肋间,移动性浊音(阴),肝区叩击痛(+);肠鸣音4次/分;双下肢无凹陷性浮肿;NS(一)。辅助检查:2017-09-26,肝功能:白蛋白38.2 g/L,球蛋白27.25 g/L,总胆红素173.2 μmol/L,直接胆红素94.8 μmol/L,间接胆红素78.4 μmol/L,谷丙转氨酶1706 U/L,谷草转氨酶1148 U/L,r-谷氨酰转肽酶269 U/L,总胆汁酸194.76 μmol/L。彩超:肝回声稍增粗,胆囊壁增厚,胰脾未见明显异常,未见腹水。凝血酶原时间:23.80 s,凝血酶原活动度36.00%。HBVM:HBsAg(+),HBeAb(+),HBcAb(+)。HBV-DNA:1.69E+7 IU/mL。HAECVM:均阴性。

诊断:中医:瘟黄(急黄)——热毒炽盛证。

西医:慢加亚急性肝衰竭早期,病毒性肝炎,乙型,慢性。

西医基础治疗:予复方甘草酸苷液、谷胱甘肽静滴保肝降酶,促肝细胞生长素静滴促肝细胞再生,恩替卡韦片口服抗病毒,门冬氨酸鸟氨酸静滴改善氨基酸代谢,能量组静滴以补充能量,白蛋白静滴支持治疗。

中医治法:清热解毒,凉血活血,利湿退黄。

处方:(1)清热解毒凉血方口服:黄连10 g,黄芩10 g,龙胆草10 g,白花蛇舌草30 g,板蓝根20 g,蒲公英30 g,栀子根60 g,绵茵陈30 g,郁金10 g,玄参15 g,丹皮10 g,生地黄30 g,竹茹10 g,甘草5 g,上方以800 mL水浸泡半小时,再以煎药机煎制取汁400 mL,分4次,每次100 mL温服。

(2)蒌藁合剂保留灌肠:蒌藁100 g,赤芍60 g,虎杖30 g,大黄10 g^(后下),甘草10 g,浓煎取汁150 mL,高位保留灌肠(每次>1 h),每天2次。

二诊:2017-10-11 患者未再恶呕,精神体力及食欲改善,食量增加,口干口苦减轻,大便日解2~3次,色黄质软,身目尿黄明显减退,夜寐转安,舌红,苔黄腻,脉弦滑,舌下络脉Ⅰ度迂曲。2017-10-09 复查:肝功能:前白蛋白70.0 mg/L,总胆红素110.8 μmol/L,直接胆红素65.8 μmol/L,间接胆红素45.0 μmol/L,谷丙转氨酶891 IU/L,谷草转氨酶667 IU/L,r-谷氨酰转肽酶178 IU/L,总胆汁酸167 μmol/L。凝血酶原时间:16.70 s,凝血酶原活动度62.00%。诸症明显改善,病情明显好转,再予清热解毒凉血方口服,并续予蒌薁合剂高位保留灌肠(每次＞1 h),每天 2 次以巩固疗效,同时续予西医综合基础治疗。

三诊: 2017-10-25　患者精神体力及食欲均佳,纳食如常,无口干口苦,大便日解 3 次,色黄质软,身黄消退,目微黄,尿转淡黄,舌红苔薄黄,脉弦。复查生化:肝功能:前白蛋白 110.2 mg/L,总胆红素 45.4 μmol/L,直接胆红素 18.4 μmol/L,间接胆红素 27.0 μmol/L,谷丙转氨酶 45 IU/L,谷草转氨酶 36 IU/L,r-谷氨酰转肽酶 117 IU/L,总胆汁酸 45 μmol/L,基本近正常。凝血酶原时间:12.6 s。HBV-DNA＜500.00 IU/mL。患者临床症状消失,黄疸基本消退,肝功近正常,HBV-DNA 阴转,病情好转出院。

按语: 本案为"慢加亚急性肝衰竭早期,病毒性肝炎,乙型,慢性",归属中医"急黄""瘟黄"范畴,证属热毒炽盛,病性为实热证,邪盛正未虚。陈国良教授采用清热解毒凉血法,及早急投重剂之清热解毒凉血方内服,并配合自创的薁薁合剂高位保留灌肠,既保证了大剂量药物的应用吸收,又避免苦寒药伤胃,且灌肠通下又有清除肠道内毒素、降低血氨、防治肝昏迷的作用。诸法合用,共奏奇效。

第四节 栀蒌汤治疗脾虚湿热蕴结型
慢性乙型肝炎的临床经验

我国是慢性乙型肝炎病毒感染大国,根据 Polaris 国际流行病学合作组织推算,2016 年我国一般人群 HBsAg 流行率为 6.1%,慢性 HBV 感染者为 8600 万例。目前慢性乙型肝炎西医治疗方案首选抗乙肝病毒治疗,并配合适当保肝抗炎治疗。

慢性乙型肝炎属于中医学"黄疸、胁痛、积聚"等范畴,常见证型:肝郁脾虚证、肝胆湿热证、瘀血阻络证、肝肾阴虚证、脾肾阳虚证。陈国良教授认为本病迁延反复多年,病性多本虚标实,虚实夹杂,诊治过程强调辨病与辨证相结合,结合临床以肝郁脾虚型及肝胆湿热型最常见,且闽南地区的慢性乙型肝炎患者脾虚表现更明显,多在脾虚基础之上兼见湿热蕴结,提出以祛邪扶正、调理气血为治则,治宜清热化湿解毒为主,兼以疏肝健脾,固护正气,并创立了栀蒌汤,广泛应用于临床,疗效显著。

典型病例

患者许××,男,54 岁,以"发现 HBsAg(+)10 余年"为主诉,初诊:2017-12-11。患者发现 HBsAg 阳性 3 年,HBVM"小三阳",肝功能异常 1 个月余。辰下症见:乏力,多汗,汗黏,食量减半,饭后饱胀感,厌食油腻,口干口苦,身目微黄,黄色鲜明如橘,小便色黄如浓茶,大便不成形,质黏,夜寐欠安。既往:体健,否认烟酒史。查体:神志清楚,精神稍倦怠,肝病面容,对答切题,查体合作,语声清晰,气息平顺;舌红,苔黄腻,舌下络脉Ⅱ度迁曲,脉弦滑;肝掌(一),蜘蛛痣(一)。皮肤巩膜轻度黄染,浅表淋巴结未触及肿大;结膜无充血、水肿,瞳孔等大等圆。对光反射灵敏;颈软无抵抗,颈静脉无怒张;双肺呼吸音清,双肺未闻及干湿啰音;心率 78 次/分,律齐,心音正常,各瓣膜听诊区未闻及杂音;腹软,无压痛、反跳痛,肝右肋下未触及,剑突下触诊不满意;墨菲氏征(阴);脾左肋下未触及;叩诊肝浊音界存在,肝上界于右锁骨中线第V肋间,移动性浊音(阴),肝区叩击痛(+),双肾区无叩击痛,肠鸣音4次/分;双下肢无凹陷性浮肿;NS(—)。辅助检查:肝功能:总胆红素57.2 μmol/L,直接胆红素 32.8 μmol/L,间接胆红素 14.4 μmol/L,谷丙转氨酶346 U/L,谷草转氨酶 298 U/L,r-谷氨酰转肽酶 105 U/L。彩超:肝回声增强,胆囊泥沙样结石,脾门处等回声结节,考虑副脾,胰未见异常。MRI上腹部:脂肪肝,胆囊多发结石。HAECVM:均阴性。HBVM:HBsAg(+),HBeAb(+),HBcAb(+)。HBV-DNA:3.39E+4 IU/mL。

诊断:中医:肝着——湿热蕴结证。

　　　　西医:慢性乙型病毒性肝炎,脂肪肝,胆囊结石。

西医基础治疗:予异甘草酸镁、谷胱甘肽静滴保肝降酶,恩替卡韦口服抗病毒治疗。

中医治法:清热化湿解毒、疏肝健脾。

处方(栀葜汤):

栀子根20 g	菝葜20 g	半边莲15 g	地耳草20 g
茯苓20 g	炒白术10 g	猪苓15 g	盐泽泻15 g
北柴胡6 g	郁金10 g	炙甘草5 g	

上方以500 mL水浸泡半小时,再以煎药机煎制取汁200 mL,分2次,每次100 mL温服,每日1剂。

二诊:2017-12-25　患者乏力改善,食量增加,未再厌食油腻,口干口苦减轻,身目尿黄消退,大便日解1～2次,色黄质软,夜寐转安,舌红,苔薄黄腻,舌下络脉Ⅱ度迂曲,脉弦滑。复查肝功能:总胆红素 29.8 μmol/L,直接胆红素 10.2 μmol/L,间接胆红素 19.7 μmol/L,谷丙转氨酶 98 IU/L,谷草转氨酶 78 IU/L,r-谷氨酰转肽酶95 U/L,诸症明显改善,病情明显好转,再予栀葜汤巩固治疗。西医保肝降酶、抗病毒治疗同前。

三诊:2018-01-25　患者精神、体力及食欲转佳,无口苦,大便日解1～2次,色黄质软,小便颜色淡黄,舌淡红,苔薄黄,舌下络脉Ⅰ度迂曲,脉弦。复查生化:肝功能:总胆红素 28 μmol/L,直接胆红素 7 μmol/L,间接胆红素 21 μmol/L,谷丙转氨酶 21 IU/L,谷草转氨酶 37 IU/L,r-谷氨酰转肽酶 41 U/L基本近正常;HBV-DNA<20.00 IU/mL。患者临床症状基本消失,肝功近正常,HBV-DNA 阴转,病情明显好转。

按语:本案为"慢性乙型病毒性肝炎",属中医"肝着"范畴。本案中陈国良教授结合患者的体质特点及闽南地区的气候特点,考虑其以脾虚为本、湿热为标,治疗上以清热化湿解毒为主,兼以疏肝健脾,并适当加用调理脾胃的药物,故予栀葜汤服用,疗效显著。在本案诊治中体现了陈国良教授在慢性肝病辨证论治时特别强调标本兼治,祛邪同时扶正固本,时时注意顾护后天之本。此外在慢性乙型肝炎的治疗中,陈国良教授强调中医辨证论治的同时也要重视联合西医抗病毒的治疗。

第三章

陈国良教授论文选读

第一节　关于肝衰竭诊治的文章

一、蓬蕤合剂保留灌肠治疗亚急性重症肝炎临床研究[*]

陈国良　肖志鸿　陈志杰　唐金模　吴耀南

（厦门市中医院，厦门 361001）

重症肝炎预后凶险，目前仍缺乏满意的治疗方案。本研究对我院 1997 年 1 月至 2000 年 11 月收住院的亚急性重症肝炎患者共 70 例，以蓬蕤合剂保留灌肠为主与国家科委"重症肝炎攻关协作组"制定的"八五"方案作对照治疗，探寻中医治疗重症肝炎的疗效。现将结果报告于下。

对象与方法

1. 病例选择

70 例患者均根据 1995 年第五次全国传染病寄生虫病学术会议修订的《病毒性肝炎防治方案》确诊为亚急性重症肝炎中早期。按随机原则分为治

---

[*]　福建省教委立项课题，原载于《中国医药学报》2001 年第 2 期第 42-44 页，略有改动。

疗组 39 例,对照组 31 例。重肝晚期、合并重要脏器疾患和妊娠患者不纳入观察对象。

2. 一般资料

一般资料见表 1。

表 1　两组临床资料和治疗前血清生化指标比较($\bar{x}\pm s$)

组别/例	年龄/岁	男/女	病程*/d	腹水/例	ALT/(IU/L)	TBI/(μmol/L)	PTA/%	病原/例			
								甲	乙	戊	未明
治疗组(39)	36.8±12.5	34/5	15.0±5.0	19	867.4±312.5	302.6±66.4	32.5±8.5	1	24	10	4
对照组(31)	35.6±11.8	28/3	13.5±6.0	16	754.8±296.3	288.5±71.2	36.4±4.6	0	19	9	3

* 指起病至确诊为亚重肝的时间。

两组患者治疗前资料经统计学处理无显著性差异($p>0.05$),具有可比性。所有病例均有腹胀、纳差、困怠乏力、尿赤如茶、身目熏黄、舌苔黄腻等,中医辨证为湿热疫毒内蕴肝胆脾胃证。

3. 治疗方案

两组基础治疗均按"八五"国家"重症肝炎攻关协作组"制定的诊疗常规施行。患者绝对卧床休息,低脂低蛋白饮食。每日静滴 G-I-K 液 500～1000 mL,保证热量 1200～1500 kcal/d。每日或隔日输注新鲜血液或白蛋白。补充维生素 C、B、K。有腹水者酌情应用利尿剂。注意防治感染、肝昏迷和出血,维持水电解质平衡。

在此基础上治疗组采用:蘡薁合剂(蘡薁 100 g,赤芍 60 g,田基黄 30 g,生大黄 10 g,甘草 10 g)120 mL 直肠给药(保留灌肠>1 h),每日 2 次,1 个月后显效者改为每日 1 次;肝炎灵液 4 mL 肌注,每日 1 次。对照组采用:促肝细胞生长素 100～160 mg、谷胱甘肽 0.6～1.2 g、甘利欣液 150 mg 分别用 GS 稀释后静滴,每日 1 次;门冬氨酸钾镁 20～40 mL 加入 G-I-K 组静滴,每日 1 次;胸腺肽 20 mg 肌注,每日 1 次。2 个月为一疗程。观察期间,若病情恶化,进入重肝晚期者归属无效病例,按常规中西医治疗。

4. 观察项目

比较治疗后肝功能变化和病情转归。用药后每周检测 1 次血清生化指标（肝功能、血糖、胆固醇、凝血酶原时间、电解质），观察纳减、腹胀、乏力等临床症状和并发肝昏迷、出血、肾衰、腹水的情况。

5. 统计学分析

各组治疗前后实验数据采用 $\bar{x} \pm s$ 表示，均数变化的差异性分析采用 t 检验，组间率的比较采用 χ^2 检验。

6. 疗效判定标准

有效：治疗后症状减轻，ALT、TBIL 较治疗前下降＞70％，PTA＞40％，且无腹水、出血、肾功能不全、肝昏迷等并发症者。无效：治疗后病情进一步恶化，进入重肝晚期及死亡者。

结　果

（1）两组治疗后血清生化学指标的变化比较见表 2。

表 2　两组治疗后血清生化学指标的变化比较（$\bar{x} \pm s$）

组别/例	ALT/(IU/L)			TBIL/(μmol/L)			PTA/%		
	2 周	1 个月	2 个月	2 周	1 个月	2 个月	2 周	1 个月	2 个月
治疗组（39）	530.5± 85.4	189.3± 69.6	75.8± 32.6	246.8± 84.3	131.8± 43.0	86.9± 22.5	34.6± 4.2	46.8± 5.6	50.4± 11.3
对照组（31）	486.3± 112.6	212.8± 58.5	83.6± 25.6	251.5± 68.9	180.6± 52.8	131.3± 28.2	33.8± 5.1	38.5± 6.8	42.3± 9.6
t	1.8107	1.5343	1.1194	0.2567	4.1641	7.1433	0.7040	5.4779	3.2408
p	＞0.05	＞0.05	＞0.05	＞0.05	＜0.01	＜0.01	＞0.06	＜0.01	＜0.01

表 2 结果表明：两组治疗对亚重肝患者血清 ALT 有显著的下降作用，两组的疗效相近。治疗 1 个月后治疗组降低 TBIL 和提高 PTA 的疗效显著优于对照组（p＜0.01）。

（2）治疗 2 个月后两组病情转归的综合比较见表 3。

表 3　治疗 2 个月后两组病情转归的综合比较

组别	例数	有效(n,%)	无效(n,%)		
			晚期病例	死亡病例	合计
治疗组	39	29(74.35)	5(12.82)	5(12.82)	10(25.64)
对照组	31	16(51.61)	10(32.35)	5(16.12)	15(48.37)

注:与对照组比较 $x^2 = 3.892$,$p < 0.05$。

表 3 结果表明:治疗组治疗亚重肝的有效存活率显著高于对照组($p < 0.05$),能有效阻止早中期亚重肝向晚期进展。

两组腹胀、纳减、身目熏黄、乏力等临床症状因难以量化,故未列出统计比较。经观察,其轻重程度与生化指标的变化呈正相关。

讨　论

重症肝炎目前仍缺乏满意的治疗方案。人工肝和肝移植是发达国家提高存活率的主要手段。国内强调早期诊断,综合治疗,病死率为 54.54%[1],亚重肝为 58%[2]。我们通过查新,检索 1988—1998 年中医药治疗亚重肝相关文献 17 篇,有效率为 52%～75%[3]。但普遍存在诊断标准不规范,鲜见符合前瞻性随机对照原则的报道。

本研究以蔊菜合剂保留灌肠为主与国家科委"重症肝炎攻关组"制定的"八五"方案作对照,观察治疗中早期亚急性重症肝炎的疗效。已知血清总胆红素(TBIL)和凝血酶原活动度(PTA)是诊断和判定重肝预后的主要指标[4]。研究结果表明:治疗组降低 TBIL,提高 PTA 的疗效显著高于对照组($p < 0.01$);治疗组的有效存活率为 74.35%,优于对照组的 51.61%($p < 0.05$);治疗组 2 个月内发展为重肝晚期和死亡者占 25.64%,亦明显低于对照组的 48.37%($p < 0.05$)。提示蔊菜合剂保留灌肠对亚重肝早期有确切的疗效。

亚重肝归属中医"急黄"范畴,其病机早期为湿热疫毒内盛、肝失疏泄、胆汁外溢,晚期则邪壅三焦、热入营血而见神昏、出血、尿闭诸症,甚则内闭外脱,阴阳离决而亡。

蔊菜合剂由蔊菜、大黄、赤芍、田基黄、甘草组成,方中蔊菜为葡萄科葡萄属植物蘡薁(*Vitis adstricta* Hance)的块根,甘平无毒,功效清湿热、消肿毒、利小便,主治黄疸、痢疾、肿毒等[5],闽南民间用鲜品炖猪瘦肉治肝炎黄疸多有奇效,《全国中草药汇编》《福建药物志》等亦有记载;大黄大苦大寒,泻火攻下、活血化瘀,历代医家皆视其为退黄佳品,现代研究证实,大黄有利胆退黄、抗菌消炎、减少内毒素吸收、免疫调节、保护胃黏膜、抗肝损伤、防治肾衰等作用[6];赤芍凉血活血、清热和营,北京 302 医院汪氏重用赤芍治疗重度黄疸肝炎,有效率达 91％[7];田基黄又名七寸金,功效清热利湿退黄,为我院著名肝病专家康良石老中医治疗急黄肝常用药物;甘草解毒,调和诸药,其所含甘草甜素有较强的抗肝损伤和非特异抗炎作用。全方具有清热解毒、凉血活血、利湿退黄、截断疫毒内陷的功效。重肝患者呕恶腹胀、水谷不进,采用保留灌肠法,既保证了大剂量药物的应用吸收,又避免苦寒伤胃,灌肠通下又有清除肠毒素、降低血氨、防治肝昏迷的作用,适用于亚重肝早期热毒炽盛尚未入营动血者。本法效佳价廉,无毒副作用,值得推广和深入研究。

参考文献

[1]沈耕荣,余书文.重症肝炎[M].天津:天津科技出版社,1990:211.

[2]文建春,刀文彬.亚急性重型肝炎病理炎症分期的研究[J].北京医学,1989,11(4):199-200.

[3]刘天胤,何连春,吴树有,等.肝炎退黄饮治疗 126 例重症肝炎[J].中医药信息,1997,14(6):25.

[4]高寿征.病毒性肝炎防治研究[M].北京:北京出版社,1993:178.

[5]中药大辞典[M].上海:上海科技出版社,1997:2539.

[6]阴建,郭力弓.中药现代研究与临床应用[M].北京:学苑出版社,1993:61.

[7]汪承柏.中西医结合诊治重度黄疸肝炎[M].北京:中国中医药出版社,1994:103.

二、清热解毒凉血法治疗乙肝慢加急性肝衰竭早期的临床研究[*]

肖志鸿　吴　丽　林　立　陈国良

（福建中医药大学附属厦门市中医院肝病中心，厦门 361009）

摘要：目的　观察清热解毒凉血法阻止乙肝病毒相关性慢加急性肝衰竭早期的疗效，并初步探讨其疗效机制。**方法**　将 64 例热毒炽盛型乙肝病毒相关性慢加急性肝衰竭早期患者随机分为中西医治疗组 30 例与西医治疗组 34 例。西医治疗组仅给予西医内科综合治疗，中西医治疗组在西医内科综合治疗的基础上加用清热解毒凉血法中药口服及保留灌肠，以病情脱离肝衰竭早期为研究终点，观察两组患者的临床疗效及治疗前后肝功能、凝血酶原活动度、HBV-DNA 载量、血浆内毒素、肿瘤坏死因子-α（tumor necrosis factor-α，TNF-α）、血氨水平变化。**结果**　经治疗后，中西医治疗组患者的总胆红素（TBIL）、PTA、血浆内毒素、TNF-α 及血氨水平的改善明显优于西医治疗组（$p < 0.05$），并且中西医治疗组的并发症发生率明显小于西医治疗组（$p < 0.05$），而 HBV-DNA 的变化两组间差异无显著性意义（$p > 0.05$）；中西医治疗组总有效率为 76.7%，而西医治疗组为 52.9%（$p \approx 0.048 < 0.05$）；治疗期间两组并发症发生率分别为 20.0% 和 44.1%（$p \approx 0.040 < 0.05$），均无明显不良反应发生。**结论**　清热解毒凉血法能有效阻止乙肝病毒相关性慢加急性肝衰竭早期进展为中期以及降低严重并发症的发生率，此综合治疗方案，值得进一步探讨，并有一定的推广应用价值。

关键词：清热解毒凉血法；中西医结合治疗；乙型肝炎慢加急性肝衰竭；随机对照临床研究

---

* 国家中医药管理局中医临床研究基地业务建设科研专项资助项目（No. JDZX2012063），福建省卫生厅中医药科研专项课题（厦门市卫生局资助项目）（No. Wst201217），原载于《光明中医》2016 年第 31 卷第 10 期第 1403-1406 页，略有改动。

乙肝病毒相关性慢加急性肝衰竭（hepatitis B virus-related acute-on-chronic liver failure，HBV-ACLF），是指在慢性乙肝基础上，短期内发生急性或亚急性肝功能失代偿的临床症候群[1]。本病具有起病较急、变化较快、病死率极高等特点。早期诊断及合理治疗是提高本病生存率的关键。中医认为ACLF属"急黄""瘟黄"等范畴，基于对该病早期基本病机为热毒炽盛的认识，本课题采用随机对照临床研究的方法，以乙肝病毒相关性慢加急性肝衰竭早期为治疗契机，采用在西医综合治疗基础上加以清热解毒凉血法，中药口服、灌肠多途径给药，获得较满意的临床疗效。现将研究结果报道如下。

1　资料与方法

1.1　一般资料

选择厦门市中医院肝病中心 2012 年 11 月—2015 年 3 月间确诊为 HBV 相关性 ACLF 早期，中医辨证分型为热毒炽盛证的住院患者。采用开放式随机对照试验设计，将纳入的研究对象按照随机数字表法随机分为西医治疗组 34 例，中西医治疗组 30 例。两组患者治疗前的年龄、性别、肝功能、凝血功能、血氨、肿瘤坏死因子-α（TNF-α）、内毒素、HBV-DNA 等指标经统计学处理，差异无统计学意义（$p > 0.05$），均具有可比性。

1.2　诊断及辨证标准

西医诊断标准：参照 2006 年中华医学会感染病学分会肝衰竭与人工肝学组、中华医学会肝病学分会重型肝病与人工肝学组联合修订的《肝衰竭诊疗指南》中慢加急性肝衰竭诊断标准[1]：在慢性肝病基础上，短期内发生急性肝功能失代偿的主要临床表现。根据临床表现的严重程度，其可分为早期、中期和晚期。早期：极度乏力，并有明显厌食、呕吐和腹胀等严重消化道症状；黄疸进行性加深（血清总胆红素≥171.1 μmol/L 或每日上升≥17.1 μmol/L）；有出血倾向，30%＜凝血酶原活动度（PTA）≤40%；未出现肝性脑病或明显腹水。中期：在肝衰竭早期表现基础上，病情进一步发展，出现Ⅱ度以下肝性脑病和（或）明显腹水；或者出血倾向明显（出血点或瘀斑），且 20%＜PTA≤30%。

中医辨证标准：参照《中医内科病证诊断疗效标准》[2]，热毒炽盛证主症：

①尿黄赤,身目俱黄,黄色鲜明;②舌红苔黄干糙。次症:①高热烦渴,烦躁不安;②小便短少,大便秘结;③脉弦滑或弦数。具有主症①②或主症①+次症①②③三项中一者,即可诊断。

1.3 纳入标准

诊断符合乙肝病毒相关性慢加急性肝衰竭早期,中医辨证分型为热毒炽盛证;年龄 18～70 岁;签署知情同意书。

1.4 排除标准

乙型肝炎相关的急性和慢性肝衰竭患者;其他原因如甲型肝炎、戊型肝炎、丙型肝炎及丁型肝炎、自身免疫性肝炎、药物性肝损伤、酒精性肝炎等所致的 ACLF 患者;妊娠及哺乳期妇女;合并其他严重的全身性疾病如肿瘤、心肾功能不全等,精神病患者;患有严重痔疮、肛门狭窄、人工肛门、大便失禁者。

1.5 方法

1.5.1 治疗方法

两组均依照 2006 年版的《肝衰竭诊疗指南》[1]给予西医治疗:静脉滴注异甘草酸制剂、还原型谷胱甘肽、促肝细胞生长素等;酌情补充人血白蛋白或新鲜血浆;纠正水电解质及酸碱平衡紊乱;能量支持、预防感染、预防出血;HBV-DNA 阳性者,予核苷类(拉米夫定或恩替卡韦)抗病毒治疗。患者绝对卧床休息。高碳水化合物、低脂、适量蛋白质饮食;进食不足者,每日静脉补给足够的液体和维生素,保证每日 6272 kJ(1500 kcal)以上总热量。西医治疗组采用基础治疗和乳果糖 150 mL 保留灌肠治疗,每天 2 次。

中西医治疗组在西医基础治疗上加用中药口服、灌肠,以清热解毒、凉血为法。清热解毒凉血方处方:川黄连 10 g,黄芩 10 g,龙胆草 10 g,蚤休 6 g,败酱草 20 g,板蓝根 20 g,蒲公英 30 g,栀子根 60 g,绵茵陈 30 g,黄郁金 10 g,白花蛇舌草 30 g,玄参 15 g,水牛角 30 g,生地黄 30 g,甘草 5 g 等,上方以 800 mL 水浸泡半小时,再以煎药机煎制取汁 400 mL,分 4 次,每次 100 mL 温服;若患者恶心呕吐频繁,必要时可鼻饲给药。辨证加减:恶心呕吐者酌加姜半夏、竹茹;腹胀者加厚朴、枳实;舌苔厚腻者加藿香、白豆蔻、佩兰。灌肠用的蘡薁合剂处方:蘡薁 100 g,赤芍 60 g,虎杖 30 g,大黄 10 g,甘草 10 g,煎药机煎制取汁 150 mL,药液温度 37～41 ℃,保留灌肠,每天 2 次。

1.5.2　观察指标

观察两组患者治疗前后肝功能(TBIL、DBIL、ALB、ALT、AST、CHE)、凝血功能(PT、PTA)、血氨(NH_3)、内毒素、肿瘤坏死因子-α(TNF-α)、HBV-DNA 载量等,治疗后病情进退及并发症发生率情况。

1.5.3　疗效判定标准

根据《肝衰竭诊疗指南》[1]中的疗效判断标准并结合临床实际评价治疗前后的临床疗效。有效:乏力、纳差、腹胀、出血倾向等临床症状明显好转;黄疸明显减退;未见任何并发症;肝功能指标明显好转(TBIL 降至正常的 5 倍以下);PTA>40%或 INR<1.6,且稳定在两周以上,无明显波动者;患者从慢加急性肝衰竭早期恢复。无效:治疗后患者临床症状无改善,TBIL、PTA 无恢复甚至加重,患者从慢加急性肝衰竭早期进展为中期,或出现以下 4 种严重并发症中任何一种:肝性脑病,明显出血倾向,肝肾综合征,感染。

1.5.4　研究终点

①脱离 ACLF 早期(或从早期恢复,或进展至中期)。②出现以下 4 种严重并发症中任何一种:肝性脑病,明显出血倾向,肝肾综合征,感染。

1.5.5　统计学处理方法

利用 SPSS 16.0 统计软件包和意向治疗分析(intention-to-treat analysis,ITT)方法。各组疗程中脱落者、中止治疗者均视为无效。连续型变量若呈正态分布且方差齐性则以均数±标准差表示,并使用 t 检验做显著性检验;若呈偏态分布则使用中位数(范围)表示,并以 Mann-Whitney U 检验做显著性检验。分类变量以频数和百分比表示,并以 Pearson χ^2 检验(必要时使用连续校正 χ^2 检验或 Fisher 精确概率 χ^2 检验)做显著性检验。

2　结果

2.1　两组治疗后总有效率及并发症发生率情况比较

两组治疗期间均无脱落者、中止治疗者。两组观察病例在研究期间均未出现死亡病例。两组无效病例均为病情由 HBV-ACLF 早期进展为中期。治疗后,西医治疗组共 34 例,有效 18 例,无效 16 例,总有效率达 52.9%,并发症 15 例,并发症发生率 44.1%;中西医治疗组共 30 例,有效 23 例,无效 7 例,总有效率达 76.7%,并发症 6 例,并发症发生率 20.0%,中西医治疗组总有效率及并发症发生率与西医治疗组相比较,差异均具有统计学意义(总有效率 $p \approx$ 0.048,并发症 $p \approx 0.040$,均<0.05),见表 1。

表 1　两组治疗后总有效率及并发症发生率对比(例,%)

组别	例数	有效	无效	并发症	总有效率	并发症率
中西医治疗组	30	23	7	6	76.7*	20.0*
西医治疗组	34	18	16	15	52.9	44.1

注:与西医治疗组比较,* p<0.05。

2.2　两组患者治疗后 TBIL、PTA、血氨、内毒素、肿瘤坏死因子-α(TNF-α)改善情况

治疗前,两组患者的 TBIL、PTA、血氨、内毒素、肿瘤坏死因子-α(TNF-α)值差异无统计学意义(p>0.05)。治疗后,中西医治疗组患者的 TBIL、PTA、血氨、内毒素、肿瘤坏死因子-α(TNF-α)的改善程度均大于西医治疗组(p<0.05),并且 TBIL、血氨及内毒素的好转明显优于对照组(p<0.01),提示联合清热解毒凉血法能更好地促使患者病情改善,见表 2。

表 2　两组患者治疗后 TBIL、PTA、血氨、内毒素、肿瘤坏死因子-α(TNF-α)改善情况($\bar{x} \pm s$)

组别		TBIL/ (μmol/L)	PTA/ %	血氨/ (μmol/L)	内毒素/ (pg/mL)	TNF-α/ (ng/L)
中西医 治疗组	治疗前	246.51±64.45	34.71±11.45	134.76±39.48	131.36±18.71	198.63±34.71
	治疗后	92.36±36.81①②	52.81±22.45①②	56.17±14.35①②	46.51±15.43①②	67.42±18.76①②
西医治 疗组	治疗前	248.31±68.12	31.86±10.27	132.43±41.02	133.78±19.16	197.46±32.37
	治疗后	160.43±44.26①	39.93±18.21①	97.51±20.13①	101.23±18.84①	112.34±20.17①
两组治疗前 比较 p 值		0.914	0.298	0.818	0.612	0.890
两组治疗后 比较 p 值		0.00001	0.0134	0.00001	0.00001	0.00001

注:与本组治疗前比较,① p<0.05;与西医治疗组治疗后比较,② p<0.05。

2.3 两组患者治疗后 HBV-DNA 改善情况比较

治疗前两组患者 HBV-DNA 均阳性,治疗后,中西医结合治疗组有 17 例 (56.7%)患者 HBV-DNA 阴转,西医治疗组有 18 例(52.9%)患者 HBV-DNA 阴转,两组差异无显著统计学意义($p=0.765>0.05$)。

3 讨论

乙肝病毒相关性慢加急性肝衰竭(HBV-ACLF)病情重、疾病进展快、病死率高,早期诊断并积极寻求有效的治疗方法,提高患者的生存率,已经成为 HBV-ACLF 临床研究中亟待解决的问题。目前西医治疗肝衰竭主要包括:一般支持治疗,病因治疗,免疫调节,促肝细胞生长,改善微循环,抗氧化,预防并发症等方法[1],长期临床实践已证实指南规定的西医综合治疗是有效的方法,但疗效不尽如人意。迄今为止,对本病尚无特效疗法,终末期多用人工肝术或肝移植,昂贵的医疗费用往往是大多数患者无法承担的,而且总体疗效欠佳。因此,在西医治疗基础上联合中医药治疗是目前研究热点之一。肝衰竭发生时体内多种细胞因子参与肝脏的炎症反应与组织损伤,近年来关于各种炎性因子及其作用机制的研究亦是热点之一。姚光弼[3]认为病毒性肝炎所致肝衰竭除免疫损伤和病毒直接作用外,还有以肿瘤坏死因子-α 为核心的细胞因子作用形成内毒素-细胞因子轴-肝损伤关系。周霞秋[4]认为肝脏作为清除内毒素和解毒的主要脏器,首先受到内毒素攻击。内毒素可直接或通过诱导肿瘤坏死因子-α 加重肝损伤,导致细胞免疫功能紊乱,也可通过激活库普弗细胞释放多种细胞因子。中医认为 HBV-ACLF 属"急黄""瘟黄"等范畴,近年来,部分学者积极应用中医药防治慢加急性肝衰竭,获得了一定的临床疗效。如刘慧敏等[5]应用解毒凉血法的中西医结合治疗方案治疗乙型肝炎慢加急性肝衰竭患者,结果显示该方法能够促进和加快 HBV-ACLF 患者黄疸的消退及肝脏合成能力的恢复,降低 HBV-ACLF 患者病死率,提出对于病情处于中期患者及早应用中医药治疗是提高疗效的关键。

根据全国首批名老中医康良石教授的肝病疫郁理论,急黄初成时热毒炽盛,毒漫三焦,热毒(瘀毒)炽盛,逼灼营阴,若营阴受损,热毒(瘀毒)愈炽[6],提倡及早速投重剂凉血救阴、泻火解毒药品，以拯救受灼的营阴，急泻充斥一身上下内外的热毒，阻断毒炽阴伤的恶性循环，延缓病势的发展，防止严重并发症的发生。从而本课题确立 HBV-ACLF 应采用清热解毒凉血法，应用中药口服、灌肠多途径给药的治疗方案。其中口服的重剂之清热解毒凉血方，即采用泻火解毒的黄连、黄芩，合清肝胃、泻三焦、利膀胱的栀子根、白花蛇舌草、郁金、绵茵陈共同通泻三焦之火毒，并加入龙胆草、蚤休直折肝火热毒，伍清热化瘀的败酱草、蒲公英、板蓝根更提高泻火解毒的效力，用凉血养阴的水牛角、玄参、生地黄拯救受大毒逼灼之营。此外，联用全国名老中医陈国良教授自创的蘡薁合剂保留灌肠[7]，本方由蘡薁、赤芍、虎杖、大黄、甘草组成，具有清热解毒、凉血活血、利湿退黄、截断疫毒内陷的功效，其中蘡薁为葡萄科葡萄属植物蘡薁的块根，甘平无毒，功效清湿热、消肿毒、利小便，主治黄疸、痢疾、肿毒等，治黄疸型肝炎多有奇效。综上诸法合用，能顿挫病势，截断疫毒内陷。

　　本研究结果表明，西医治疗组对 HBV-ACLF 的治疗有一定的临床疗效，但采用清热解毒凉血法的中西医结合治疗方案，不仅能够明显降低乙肝相关性慢加急性肝衰竭早期患者的并发症率，而且总有效率较西医组明显提高（$p<0.05$），显示了清热解毒凉血法能有效提高 HBV-ACLF 的临床疗效。血清 TBIL 水平和 PTA 是反映肝脏储备能力和合成功能的重要指标，与患者的预后密切相关。表 2 中研究结果显示，治疗后，中西医治疗组患者的 TBIL、PTA 的改善程度均大于西医治疗组（$p<0.05$），并且 TBIL 的好转明显优于对照组（$p<0.01$），提示清热解毒凉血法治疗 HBV-ACLF，能够顿挫病势，阻止肝细胞进一步坏死，促进肝脏功能的恢复，加速黄疸消退，改善凝血功能。另外，相关研究均表明肝衰竭患者血中内毒素及肿瘤坏死因子-α 水平明显升高，与肝功能衰竭密切相关，互为因果，因此阻断此类恶性循环是治疗的基础[8,9]。表 2 研究结果显示，中西医治疗组患者治疗后其血氨、内毒素、肿瘤坏死因子-α（TNF-α）的改善程度均大于西医治疗组（$p<0.05$），尤其血氨及内毒素的好转明显优于西医治疗组（$p<0.01$），提示口服清热解毒凉血方联用蘡薁合剂保留灌肠能够抑制肠道菌群生长，减少内毒素、血氨、肿瘤坏死因子-

α(TNF-α)等毒素的生成与吸收,从而达到截断疫毒内陷的功效。而研究结果显示治疗后 HBV-DNA 的变化中西医治疗组与西医组比较差异无显著性意义,考虑与中药治疗非直接对抗乙肝病毒的作用,而是调整机体阴阳平衡有关。

综上所述表明,本课题清热解毒凉血法的中西医结合治疗方案,是治疗 HBV-ACLF 早期的有效方案,能有效阻止 HBV-ACLF 早期进展,降低严重并发症的发生率,值得进一步深入系统探讨,有较好的基层应用前景。

参考文献

[1]中华医学会感染病学分会肝衰竭与人工肝学组,中华医学会肝病学分会重型肝病与人工肝学组.肝衰竭诊疗指南[J].中华肝脏病杂志,2006,14(9):643-646.

[2]中医内科病证诊断疗效标准(六)[J].湖北中医杂志,2002(7):57.

[3]姚光弼.临床肝脏病学[M].上海:上海科学技术出版社,2004:259.

[4]周霞秋.重型肝炎治疗新技术[M].上海:人民军医出版社,2002:8-9.

[5]刘慧敏,王宪波,侯艺馨,等.解毒凉血方联合西药治疗乙型肝炎慢加急性肝衰竭患者 64 例临床观察[J].中医杂志,2013,54(21):1829-1833.

[6]康俊杰,康素琼.肝脏七病诊断与治疗[M].厦门:鹭江出版社,1994:8-9.

[7]陈国良,肖志鸿,陈志杰,等.蘡薁合剂保留灌肠治疗亚急性重症肝炎临床研究[J].中国医药学报,2001,16(2):42-44.

[8]韩德五.肠源性内毒素血症所致"继发性肝损伤"的临床依据[J].世界华人消化杂志,1999,7(12):1055-1058.

[9]何平,江河清,余祖江.慢性重型肝炎 TNF-α 血清学水平研究[J].医药论坛杂志,2006,27(8):15-16.

三、陈国良教授清热解毒凉血法治疗肝衰竭的经验*

肖志鸿 吴 丽 陈国良

（福建中医药大学附属厦门市中医院肝病中心，厦门 361009）

摘要：乙肝相关性慢加急性肝衰竭属中医学"急黄""瘟黄"范畴，中医基本病机为热毒炽盛，毒漫三焦，陈国良教授采用清热解毒凉血法，及早急投重剂之清热解毒凉血方口服，同时应用自创的蘡薁合剂保留灌肠，多途径给药，既保证了大剂量药物的应用吸收，又避免苦寒伤胃，诸法合用，能顿挫病势，截断疫毒内陷。临床研究已证明了陈国良教授此诊治方案能有效阻止乙肝病毒相关性慢加急性肝衰竭早期进展为中期以及降低严重并发症的发生率，提高了患者的生存率。

关键词：肝衰竭；清热解毒凉血法；陈国良

陈国良教授为国家级名老中医，是第五批全国老中医药专家学术经验继承工作导师，从医近 40 年，积累了丰富的临床经验，尤其擅长治疗肝胆疾病。笔者有幸随师学习，聆听教诲，受益匪浅，现将其以清热解毒凉血法，中药口服加灌肠多途径给药治疗乙肝相关性肝衰竭的临床经验介绍如下。

1 肝衰竭概述

2006 年我国《肝衰竭诊疗指南》[1] 将肝衰竭定义为多种因素引起的严重肝脏损害，导致其合成、解毒、排泄和生物转化等功能发生严重障碍或失代偿，出现以凝血功能障碍、黄疸、肝性脑病、腹水等为主要表现的一组临床症候群，并将其分为四类：急性肝衰竭、亚急性肝衰竭、慢加急性（亚急性）肝衰

＊ 国家中医药管理局中医临床研究基地业务建设科研专项资助项目（No. JDZX2012063）；福建省卫生厅中医药科研专项课题（厦门市卫生局资助项目）（No. Wst201217），陈国良名老中医传承工作室（厦门市卫生局资助项目），原载于《光明中医》2017 年第 32 卷第 4 期第 484-486 页，略有改动。

竭和慢性肝衰竭。我国以乙肝病毒相关性慢加急性肝衰竭最为常见。

在我国引起肝衰竭的主要病因是乙型肝炎病毒，故慢加急性肝衰竭在临床最为常见。肝衰竭病情重、进展迅速、并发症多、病死率高、临床疗效差，是肝病内科治疗的重点及难点。

目前西医治疗肝衰竭主要包括：一般支持治疗、病因治疗、免疫调节、促肝细胞生长、改善微循环、抗氧化、预防并发症等治疗方法[1]，疗效不尽如人意。迄今为止，对本病尚无特效疗法，终末期多用人工肝术或肝移植，昂贵的医疗费用往往是大多数患者无法承担的，而且总体疗效欠佳。因此，在西医治疗基础上联合中医药治疗是目前研究热点之一。相关研究均已表明肝衰竭患者血中内毒素及肿瘤坏死因子-α 水平明显升高，与肝功能衰竭密切相关，互为因果，因此阻断此类恶性循环是治疗的基础[2,3]。急性肝衰竭为肝细胞一次性大片坏死，慢性肝衰竭则呈弥漫性坏死，故中医药疗效有限。而乙肝相关性慢加亚急性肝衰竭（HBV-ACLF）早期，其肝组织坏死程度相对较轻，故早期诊断、积极治疗，是阻断 HBV-ACLF 进展的关键。

2　以清热解毒凉血法，中药多途径给药治疗乙肝相关性肝衰竭

乙肝相关性慢加亚急性肝衰竭早期属中医学"急黄""瘟黄"范畴。中医认为本病病因为热毒，其基本病机为热毒炽盛，因此中医各家治法多以清热解毒、凉血为主，而且取得一定临床效果。陈国良教授总结其长期临床诊治经验，阐述本病乃因不慎感受湿热疫毒之邪，疫毒内陷，毒漫三焦，热毒炽盛，燔灼营阴，耗伤津液，灼津为痰，瘀血阻滞，毒、痰、瘀互结，日久则阴阳气血失衡，肝、脾、肾三脏俱损。

陈国良教授认为急黄初成热毒炽盛，毒漫三焦，黄疸迅速加深，从疫郁理论分析，乃热毒、瘀毒炽盛，逼灼营阴，若营阴受损，热毒、瘀毒愈炽。故此时须采用清热解毒凉血法，主张中药口服加灌肠多途径给药，及早速投重剂凉血救阴，泻火解毒药品，以拯受灼的营阴，急泻充斥一身上下内外的热毒，阻断毒炽阴伤的恶性循环，延缓病势的发展，防止严重并发症的发生。

在"急黄"治疗方面，陈国良教授在总结全国名老中医康良石教授经验的

基础上提出及早急投重剂之清热解毒凉血方,具体处方:川黄连10 g,黄芩10 g,龙胆草 10 g,蚤休 6 g,败酱草 20 g,板蓝根 20 g,蒲公英 30 g,栀子根60 g,绵茵陈30 g,广郁金 10 g,白花蛇舌草 30 g,乌玄参 15 g,水牛角 30 g,生地黄 30 g,甘草 5 g。辨证加减:恶心呕吐者酌加姜半夏、竹茹;腹胀者加厚朴、枳实;舌苔厚腻者加藿香、白豆蔻、佩兰。本方采用泻火解毒的黄连、黄芩,合清肝胃、泻三焦、利膀胱的栀子根、白花蛇舌草、郁金、绵茵陈共同通泻三焦之火毒;并依"泻火必须清心"加入万氏清心牛黄丸、龙胆草、重楼直折肆逆于一身上下内外之肝火热毒,伍清热化瘀的败酱草、蒲公英、板蓝根,更提高泻火解毒的效力;再用凉血养阴的水牛角、元参、生地黄拯救受大毒逼灼之营;佐以甘草调和诸药。

此外,陈国良教授还应用自创的蘡薁合剂保留灌肠,具体处方:蘡薁100 g,赤芍60 g,虎杖 30 g,大黄 10 g,甘草 10 g,煎药机煎制取汁 150 mL,保留灌肠,使中药在结肠内保留>1 h,每天 2 次。方中蘡薁为葡萄科葡萄属植物蘡薁的块根,具有清湿热,消肿毒,利小便的功效;大黄则可泻火攻下、活血化瘀;赤芍具有凉血活血、清热和营的作用;虎杖可清热利湿退黄;甘草则可调和诸药、解毒,全方具有清热解毒、利湿退黄、凉血活血、截断疫毒内陷的功效。这样既能保证大剂量药物的充分吸收并发挥作用,又能避免大量苦寒药使用时会伤胃。且临床研究已验证,应用蘡薁合剂治疗"急黄"与西医综合治疗的对照组相比,可明显降低胆红素,提高凝血酶原时间活动度,取得有效存活率可达 74.35%,优于对照组的 51.61%[4]。蘡薁合剂具有较好的减轻肠道内毒素、降低血氨水平、防治肝性脑病作用,临床疗效满意。

近年本中心研究已表明:将 64 例热毒炽盛型乙肝病毒相关性慢加急性肝衰竭早期患者随机分为中西医治疗组 30 例与西医治疗组 34 例。西医治疗组仅给予西医内科综合治疗,中西医治疗组在西医内科综合治疗的基础上加用清热解毒凉血法中药口服及保留灌肠,以病情脱离肝衰竭早期为研究终点,结果中西医治疗组总有效率为 76.7%,而西医治疗组为 52.9%($p \approx$ 0.048<0.05),并且中西医治疗组的并发症发生率明显小于西医治疗组($p<0.05$),结论是清热解毒凉血法能有效阻止乙肝病毒相关性慢加急性肝

衰竭早期进展为中期以及降低严重并发症的发生率[5]。

综上所述,陈国良教授以清热解毒、凉血为法,应用中药内服加灌肠多种给药途径,诸法合用,以顿挫病势,维护正气,故共奏奇效,取得了较好疗效,提高了乙肝相关性慢加急性肝衰竭患者的生存率。

3 病案举偶

患者谢××,男,43岁,以"HBsAg(+)5年余,乏力、纳差、尿黄2周"为主诉,初诊:2012-07-27。患者发现乙肝5年余,肝功稳定正常。此次发病2周,辰下症见:乏力,纳差,食量减少约1/2,上腹食后饱胀,恶心欲呕,厌油腻,口干欲饮,口苦,身目发黄,黄色鲜明如橘,尿黄如浓茶,大便日1行,色黄质干,夜寐欠安。既往:尚健。否认服用损肝药史。否认嗜酒史。查体:神志清楚,精神稍倦怠,肝病面容,对答切题,查体合作,语声清晰,气息平顺,舌红苔黄厚腻、偏干,脉弦。肝掌(一),蜘蛛痣(一),全身皮肤巩膜中偏深度黄染,浅表淋巴结未触及肿大。结膜无充血、水肿,瞳孔等大等圆,对光反射灵敏。颈软无抵抗,颈静脉无怒张。双肺呼吸音清,双肺未闻及干湿啰音。心率84次/分,律齐,心音正常,各瓣膜听诊区未闻及杂音。腹软,无压痛、反跳痛,肝右肋下未触及,剑突下触诊不满意。墨菲氏征(阴)。脾左肋下未触及。叩诊肝浊音界存在,肝上界于右锁骨中线第V肋间,移动性浊音(阴),肝区叩击痛(+),双肾区无叩击痛,肠鸣音4次/分。双下肢无凹陷性浮肿。NS(一)。辅助检查:肝功能:ALB 43.2 g/L,GLO 27.25 g/L,TBL 151.2 μmol/L,DBL 64.8 μmol/L,IBL 86.4 μmol/L,ALT 2300 U/L,AST 1546 U/L,GGT 209 U/L,TBA 174.06 μmol/L。彩超:肝右叶小囊肿,胆囊壁增厚,胰脾未见明显异常。PT:23.80↑ s,PTA 36.00%。HAECVM:均阴性。HBVM:HBsAg(+),HBeAb(+),HBcAb(+)。HBV-DNA:1.69E+4 IU/mL。诊断:中医:瘟黄(急黄)——热毒炽盛证。西医:病毒性肝炎,乙型慢性慢加亚急性肝衰竭早期。西医基础治疗:予异甘草酸镁、谷胱甘肽静滴保肝降酶,促肝细胞生长素静滴,促细胞再生,拉米夫定片口服抗病毒,门冬氨酸鸟氨酸静滴改善氨基酸代谢,GIK组静滴以补充能量,白蛋白静滴支持治疗。

中医治法:清热解毒,凉血活血,利湿退黄。处方:(1)清热解毒凉血方口服:黄连 10 g,黄芩 10 g,龙胆草 10 g,重楼 6 g,败酱草 20 g,板蓝根 20 g,蒲公英 30 g,栀子根 60 g,绵茵陈 30 g,郁金 10 g,白花蛇舌草 30 g,玄参 15 g,水牛角 30 g,生地黄 30 g,甘草 5 g。上方以 800 mL 水浸泡 30 min,再以煎药机煎制取汁 400 mL,分 4 次,每次 100 mL 温服。(2)万氏清心牛黄丸每次 4 粒,每天 3 次。(3)蔓荆合剂保留灌肠:蔓荆 100 g,赤芍 60 g,虎杖 30 g,大黄 10 g,甘草 10 g,浓煎取汁 150 mL,保留灌肠(>1 h),每天 2 次。

二诊:2012 年 8 月 11 日。患者未再恶呕,精神、体力及食欲改善,食量增加,口干口苦减轻,大便日解 2~3 次,色黄质软,身目尿黄明显减退,夜寐转安,舌红苔黄腻脉弦。复查 PT:16.70 s,PTA 62.00%。肝功能:前白蛋白 50.0 mg/L,总胆红素 89.8 μmol/L,直接胆红素 47.8 μmol/L,间接胆红素 42.0 μmol/L,谷丙转氨酶 271 IU/L,谷草转氨酶 67 IU/L,r-谷氨酰转肽酶 113 IU/L,碱性磷酸酶 126 IU/L,总胆汁酸 132 μmol/L。诸症明显改善,病情明显好转,再予清热解毒凉血方及万氏清心牛黄丸口服,并续予蔓荆合剂保留灌肠(>1 h),每天 2 次以巩固疗效,同时续予西医综合基础治疗。

三诊:2012 年 8 月 26 日。患者精神、体力及食欲均佳,纳食如常,无口干口苦,大便日解 3 次,色黄质软,身黄消退,目微黄,尿转淡黄,舌红苔薄黄脉弦。复查生化:肝功能:前白蛋白 110.2 mg/L,总胆红素 40.4 μmol/L,直接胆红素 19.4 μmol/L,间接胆红素 21.0 μmol/L,r-谷氨酰转肽酶 107 IU/L,总胆汁酸 52 μmol/L,基本近正常。PT:12.6 s。HBV-DNA<500.00 IU/mL。患者临床症状消失,黄疸基本消退,肝功近正常,HBV-DNA 阴转,病情好转出院。

4　结语

乙肝相关性慢加急性肝衰竭属中医学"急黄""瘟黄"范畴。中医认为本病病因为热毒,其基本病机为热毒炽盛,陈国良教授认为急黄初成热毒炽盛,毒漫三焦,黄疸迅速加深,采用清热解毒凉血法,及早急投重剂之清热解毒凉血方口服,同时应用自创的蔓荆合剂保留灌肠,多途径给药,既保证了大剂量药物的应用吸收,又避免苦寒伤胃,诸法合用,能顿挫病势,截断疫毒内陷。且临床研究已证明陈国良教授以清热解毒凉血法,应用中药内服加灌肠多种给药途径治疗乙肝相关性慢加急性肝衰竭,能有效阻止乙肝病毒相关性慢加急性肝衰竭早期进展为中期以及降低严重并发症的发生率,提高了乙肝相关性慢加急性肝衰竭患者的生存率。

参考文献

[1]中华医学会感染病学分会肝衰竭与人工肝学组,中华医学会肝病学分会重型肝病与人工肝学组.肝衰竭诊疗指南[J].中华肝脏病杂志,2006,14(9):643-646.

[2]姚光弼.临床肝脏病学[M].上海:上海科学技术出版社,2004:259.

[3]周秋霞.重型肝炎治疗新技术[M].北京:人民军医出版社,2002:8-9.

[4]陈国良,肖志鸿,陈志杰,等.蘡蓂合剂保留灌肠治疗亚急性重症肝炎临床研究[J].中国医药学报,2001(2):42-44.

[5]肖志鸿,吴丽,林立,陈国良.清热解毒凉血法治疗乙肝慢加急性肝衰竭早期的临床研究[J].光明中医,2016,31(10):1403-1406.

第二节　关于肝纤维化诊治的文章

一、陈国良教授以扶正祛邪法诊治肝纤维化的经验*

肖志鸿　吴　丽　陈国良

（福建中医药大学附属厦门市中医院肝病中心，厦门 361009）

摘要：陈国良教授认为慢性肝病肝纤维化是一个沿着"湿—热—毒—瘀—虚"进展的动态变化过程，呈现出由实至虚，由表入里，由气及血，由轻到重的进行性演变特点。慢性肝炎肝纤维化的基本病机特点是本虚标实，其中"本虚"是指肝、脾、肾、气血亏虚，以脾虚最为常见且占主要地位；"标实"是指湿热疫毒之邪稽留血分、气郁血阻。鉴于肝纤维化以本虚标实为基本病机，陈国良教授确立了扶正祛邪为肝纤维化的治则大法，采取解毒、补虚、活血三法并用，创立了基础方七味化纤汤，并在临床研究中已证明七味化纤汤有良好的抗纤维化作用，临床疗效理想。

关键词：积聚；肝纤维化；扶正祛邪；陈国良；中医药疗法

陈国良教授是第五批全国老中医药专家学术经验继承工作导师，为厦门市名老中医，从医近 40 年，积累了丰富的临床经验，尤其擅长治疗肝胆疾病。笔者有幸随师学习，聆听教诲，受益匪浅，现将其以扶正祛邪法诊治肝纤维化的临床经验介绍如下。

1　肝纤维化的概述

肝纤维化是指当各种因素导致肝细胞发生了炎症刺激及坏死时，肝脏内

---

* 厦门市卫生局名老中医陈国良传承工作室建设项目，原载于《光明中医》2018 年第 7 期第 927-929 页，略有改动。

的纤维结缔组织出现了异常增生,但尚未达到出现假小叶及结节形成的病理过程,它是各种肝脏疾病向肝硬化发展的必经阶段。肝纤维化患者可无任何临床症状与体征,也可症见乏力、面色晦暗、舌下络脉迂曲等,故临床的表现差异大且无特异性。

确诊肝纤维化的最重要方法是肝穿术肝组织病理检查,并可根据肝组织内纤维增生的程度与部位的不同,将纤维化程度分为 S1 至 S4。彩超、CT、MRI、肝脏硬度值测定、血清肝纤维化标志物、肝功指标均有助于肝纤维化程度和进展的观察。

目前研究已表明肝纤维化若积极治疗是可逆的。西医抗肝纤维化治疗主要是包括治疗原发病或去除致病因素如抗病毒、保肝抗炎、抑制胶原纤维形成与促进胶原降解等。

1.1　肝纤维化的中医认识

在中医的各种典籍里无"肝纤维化""肝硬变"等名词,考究了各类文献的记载,主要是归属于"胁痛""黄疸""积聚""鼓胀"等病的范畴。

关于病机的论述,陈国良教授结合文献资料及自身多年的临床经验总结了慢性肝炎肝纤维化的基本病机特点是本虚标实,其中"本虚"是指肝、脾、肾、气血亏虚,以脾虚最为常见且占主要地位;"标实"是指湿热疫毒之邪稽留血分、气郁血阻。本病初起乃因不慎感受湿热疫毒之邪,内蕴肝胆,失其疏泄,肝气郁结,日久则邪留不去,肝木乘土,脾失健运,气血乏源,呈现肝郁脾虚表现,体现了"肝病传脾",此时疾病已由实证转为虚实夹杂;由于湿热疫毒之邪稽留血分,且气机郁滞,血行不畅,加之久病入络,故形成气滞血阻,瘀血阻络的表现;由于"肝肾同源""精血同源",故疾病进一步进展则可损及肾脏,最终形成了肝脾肾气血亏虚的局面。陈国良教授认为慢性肝炎肝纤维化是一个沿着"湿—热—毒—瘀—虚"进展的动态变化过程,呈现出由实至虚,由表入里,由气及血,由轻到重的进行性演变特点。

1.2　确立扶正祛邪为肝纤维化的治则大法

根据慢性肝炎肝纤维化的基本病机特点是本虚标实,陈国良教授认为正虚血瘀是本病病机的关键环节,因为脾虚、湿热、瘀阻是贯穿于慢性肝炎肝纤维化的演变过程,所以应当着眼整体,制定合理的治疗法则。结合经典理论的相关论述如《素问·刺法论》说"正气存内,邪不可干",《素问·评热病论》说"邪之所凑,其气必虚",《素问·通评虚实论》说"邪气胜则实,精气夺则虚",《素问·三部九候论》说"实则泻之,虚则补之",陈国良教授提出治疗肝纤维化应当标本兼治,扶正与祛邪相结合,从而确立了扶正祛邪为肝纤维化的治则大法。陈国良教授秉承全国名老中医林庆祥"补土"学术思想,在肝纤维化治疗中的"扶正"具体治疗方法主要是益气健脾。因肝纤维化以湿热毒邪稽留血分、气郁血阻为标,结合全国名老中医康良石"疫郁"理论,故"祛邪"具体治疗方法则为清热解毒、活血化瘀,疏肝理气。

1.3 创立七味化纤汤为肝纤维化诊治的基础方

我院肝病中心研究显示,对 705 例经肝穿活检证实的 CHB 患者进行中医辨证分型,发现肝脏纤维化分期:肝郁脾虚型、肝胆湿热型、脾肾阳虚型主要为 S1(81.0%、56.7%、40.8%);肝肾阴虚型主要为 S3(32.5%);瘀血阻络型主要为 S3(51.6%)、S4(23.4%),得出结论:CHB 肝脏组织学改变与中医证型有显著相关性。肝郁脾虚型及肝胆湿热型患者肝组织学改变较轻,随着病情进展,肝脏损害逐渐加重,最终多表现为瘀血阻络型和肝肾阴虚型[1]。结合临床上已总结了脾虚血瘀证是肝纤维化临床上最常见的证型,陈国良教授以此为立论依据,以扶正祛邪为治则大法,采取解毒、补虚、活血三法并用,并且吸收借鉴了现代中药药理学的研究成果,结合多年临床经验总结,从而创立了七味化纤汤[2,3],并作为肝纤维化临床诊治的基础方,长期广泛应用于临床,获得了满意疗效。

七味化纤汤组方:黄芪、赤芍、丹参、当归、醋鳖甲、柴胡、炙甘草。在该方中,黄芪、当归、炙甘草有益气养血、柔肝健脾的功效,起着扶正作用;赤芍则具有凉血解毒、清肝退黄的功效,发挥着祛邪的功效;丹参、醋鳖甲、柴胡具有活血化瘀、软肝散结、疏肝理气解郁的功效,全方合用共奏了扶正祛邪之功效。此外,陈国良教授在慢性乙肝肝纤维化临床诊治中,常根据患者随症的不同,在七味化纤汤的基础上进行加减,具体如下:若兼夹有肝胆湿热,临床症见有胸闷,纳呆,口干,小便黄赤甚至身目发黄,舌质红,苔黄腻,脉弦数,则可加七寸金、绵茵陈、大黄、栀子根以清热利湿；若兼夹有肝郁脾虚，临床症见纳呆，便溏，肝区时有不适，舌质淡红，可见齿痕，苔白或腻，脉弦缓，则可加茯苓、白术、薏苡仁、郁金以加强健脾利湿，疏肝理气；若兼夹有肝肾阴虚，临床症见口干，咽干，手足心烦热，胁肋时有隐痛，寐差，舌红少苔，脉弦细数，则可加女贞子、墨旱莲、枸杞子以加强滋养肝肾；若血瘀阻络明显者，临床症见齿衄，鼻衄，肝掌，蜘蛛痣甚则皮下瘀点瘀斑，舌质紫暗或瘀斑，则可加桃仁、茜草根、莪术等[1]以加强活血、止血、化瘀。

据相关的中药药理研究文献资料显示，活血化瘀类的中药如赤芍、丹参、当归等均具有改善肝脏微循环的作用，能清除自由基，抑制细胞膜脂质过氧化，从而减轻肝细胞变性坏死的程度，此外还可以有一定增强胶原酶活性，促进胶原降解的功效，从而可阻止肝纤维化程度的进展。另有实验研究已表明黄芪、炙甘草、醋鳖甲、柴胡这些中药具有一定的调节体液免疫，抑制纤维的增生，促进纤维吸收的功效，从而可具有一定程度的逆转肝纤维化的作用[4]。

我院肝病中心研究显示，应用七味化纤汤治疗162例慢性乙型肝炎肝纤维化患者，结果显示七味化纤汤治疗组的肝功、肝纤指标、肝组织病理改善程度均明显优于对照组，结论显示七味化纤汤有良好抗纤维化作用[2]。另有一项临床研究是选用七味化纤汤联合α干扰素治疗慢性乙型肝炎，结果显示应用七味化纤汤的治疗组其肝功复常率、乙肝病毒HBeAg的血清转换率、HBV-DNA阴转率均显著高于对照组（$p < 0.05$），并且肝纤维化扫描肝脏硬度值的下降程度亦优于对照组（$p < 0.05$），具有提高α干扰素抗病毒疗效的协同作用[5]。

2　验案举隅

患者谢某某，女，32岁，以"HBsAg（＋）6年余，反复乏力、肝区不适1年"为主诉，初诊：2013年9月8日。患者6年余前发现乙肝阳性，HBVM"大三阳"，间断复查肝功均正常。1年前开始反复乏力、肝区不适，伴肝功反复轻度异常，间断门诊保肝降酶治疗。此次再发1个月。辰下症见：乏力，纳可，时有肝区胀闷不适,尿淡黄,大便日1行,色黄质溏,夜寐安。既往:尚健。否认肝炎病史。否认服用损肝药史。否认嗜酒史。查体:神志清楚,精神略倦怠,肝病面容,舌淡红胖大,边有齿痕,苔白,脉弦。舌下络脉Ⅱ度迂曲。肝掌(十),蜘蛛痣(一),皮肤巩膜无黄染,浅表淋巴结未触及肿大。颈软无抵抗,颈静脉无怒张。双肺呼吸音清,双肺未闻及干湿啰音。心率74次/min,律齐,各瓣膜听诊区未闻及杂音。腹软,无压痛、反跳痛,肝右肋下未触及,剑突下触诊不满意。墨菲氏征(阴)。脾左肋下未触及。叩诊肝浊音界存在,肝上界于右锁骨中线第Ⅴ肋间,移动性浊音(阴),肝区叩击痛(一),双肾区无叩击痛,肠鸣音4次/分。双下肢无凹陷性浮肿。NS(一)。辅助检查:肝功:白蛋白43 g/L,谷丙转氨酶 224 IU/L,谷草转氨酶 121 IU/L,r-谷氨酰转肽酶95 IU/L。HBV-DNA:1.04E＋6 IU/mL。HBVM:HBsAg(＋),HBeAg(＋),HBcAb(＋)。肝纤扫描:肝脏硬度值12.0 kPa。上腹部彩超:肝回声增粗。肝组织病理:轻度慢性肝炎(G2S2)。

诊断:中医:肝着——肝郁脾虚血瘀证。西医:慢性乙型肝炎 HBeAg 阳性,中度(G2S2)。

西医基础治疗:予甘利欣、谷胱甘肽静滴保肝降酶,建议配合抗病毒治疗,但因患者要求先生育,暂缓。

中医治法:疏肝健脾,益气活血。

处方:七味化纤汤化裁。黄芪 30 g,赤芍 20 g,丹参 10 g,当归 6 g,柴胡10 g,醋鳖甲 10 g,炙甘草 5 g,茯苓 15 g,炒白术 12 g,薏苡仁 20 g,佛手 10 g,郁金 10 g。上方以 500 mL 水浸泡半小时,再以煎药机煎制取汁 200 mL,分2 次,每次 100 mL 温服,每日 1 剂。

二诊:2013 年 9 月 22 日。患者用药后精神体力及食欲改善,纳食量如常,肝区不适减轻,无腹胀,尿淡黄,大便日一行,色黄质软成形,夜寐安。舌淡红,胖大,边有齿痕,苔薄白,脉弦缓,舌下络脉Ⅱ度迂曲。复查肝功:白蛋白 37 g/L,谷丙转氨酶 105 IU/L,谷草转氨酶 64 IU/L,r-谷氨酰转肽酶75 IU/L。诸症明显改善,病情好转,续按原方治疗。

三诊:2013 年 10 月 6 日。患者药后精神体力及食欲均佳,肝区不适已消除,纳食如常,无腹胀、恶呕,二便自调,夜寐安,舌淡红,略胖大,边有齿痕,苔薄白脉弦。舌下络脉Ⅰ度迂曲。复查肝功能:白蛋白 41 g/L,谷丙转氨酶 48 IU/L,谷草转氨酶 37 IU/L,r-谷氨酰转肽酶 50 IU/L。患者临床症状消失,肝功恢复正常,病情临床治愈,续服上方七味化纤汤 1 个月,随访肝功仍持续稳定正常。肝纤扫描:肝脏硬度值 6.0 kPa。

3　结语

陈国良教授认为慢性肝病肝纤维化是一个沿着"湿—热—毒—瘀—虚"进展的动态变化过程,呈现出由实至虚,由表入里,由气及血,由轻到重的进行性演变特点。其基本病机特点是本虚标实,其中"本虚"是指肝、脾、肾、气血亏虚,以脾虚最为常见且占主要地位;"标实"是指湿热疫毒之邪稽留血分、气郁血阻。故陈国良教授以此为立论依据,确立了扶正祛邪为治则大法,采取解毒、补虚、活血三法并用,创立了七味化纤汤作为肝纤维化临床诊治的基础方,长期广泛应用于临床,取得了理想的疗效。

参考文献

[1]吴丽,张如棉,陈国良.辨病与辨证相结合治疗慢性乙型肝炎的组织学基础[J].中西医结合肝病杂志,2011,21(4):201-202,220.

[2]唐金模,陈国良.七味化纤汤治疗肝纤维化 163 例临床观察[J].中国中医药科技,2003,10(2):110-111.

[3]唐金模,陈国良.七味化纤汤对慢性乙型肝炎患者抗肝纤维化作用的临床及组织学研究[J].中医杂志,2003,44(7):514-516.

[4]邹金生.活血药治疗乙型病毒性肝炎初探[J].中西医结合肝病杂志,2000(S1):24-25.

[5]唐金模,梁惠卿,陈国良.七味化纤汤联合 α 干扰素治疗慢性乙型肝炎临床观察[J].中医临床研究,2012,4(24):5-8.

二、七味化纤汤联合熊去氧胆酸治疗Ⅱ、Ⅲ期脾虚血瘀型原发性胆汁性肝硬化的临床观察*

林 立* 俞晓芳 陈国良

(福建中医药大学附属厦门市中医院,厦门 361009)

摘要:目的:探讨七味化纤汤联合熊去氧胆酸(UDCA)对Ⅱ、Ⅲ期脾虚血瘀型原发性胆汁性肝硬化(PBC)患者的临床疗效。方法:将符合纳入标准的62 例 PBC 患者随机分为治疗组和对照组各 31 例,治疗组给予七味化纤汤联合熊去氧胆酸(UDCA),对照组单独给予 UDCA;治疗 24 周后比较两组患者临床症状改善和肝功能、免疫指标变化情况。结果:治疗 24 周后,治疗组总有效率为 80.64%,对照组为 61.29%,治疗组明显高于对照组($p<0.05$);治疗组肝区胀痛、皮肤瘙痒、乏力等临床症状改善情况明显优于对照组($p<$0.05);两组肝功能指标均明显改善,且治疗组优于对照组($p<0.05$);两组免疫指标均明显降低,且治疗组优于对照组($p<0.05$)。结论:七味化纤汤联合UDCA 可以明显减轻Ⅱ、Ⅲ期脾虚血瘀型原发性胆汁性肝硬化患者的临床症状,增加临床疗效,改善肝功能,降低免疫指标,有一定临床意义。

关键词:七味化纤汤;熊去氧胆酸;原发性胆汁性肝硬化;血清免疫抗体;肝功能

原发性胆汁性肝硬化(primary biliary cirrhosis,PBC)是一种慢性进行性胆汁淤积性疾病,是以肝内小胆管进行性、非化脓性、破坏性炎症为特征,可发展至肝纤维化及肝硬化[1-2]。熊去氧胆酸(UDCA)可以抑制异常的免疫反应,减轻淤积胆汁的毒性,是目前公认对 PBC 有效的药物。近年来大量研究

* 国家中医药管理局中医临床研究基地业务建设科研专项资助项目(No.JDZX2012063),福建省卫生厅中医药科研专项课题(No.WST201217),原载于《中医药通报》2015 年第 5 期第 50-52 页,略有改动。

发现中医药辨证施治治疗 PBC 取得一定疗效。本研究采用全国名老中医陈国良教授创制的七味化纤汤联合熊去氧胆酸（UDCA）治疗Ⅱ、Ⅲ期脾虚血瘀型原发性胆汁性肝硬化（PBC）患者,现将临床观察结果报道如下。

1　资料与方法

1.1　一般资料

选择 2012 年 9 月至 2015 年 1 月在福建中医药大学附属厦门市中医院门诊及住院治疗的符合纳入标准的 62 例 PBC 患者作为研究对象,随机分为七味化纤汤联合 UDCA 治疗组（治疗组）、单用 UDCA 治疗组（对照组）。治疗组 31 例,男 7 例,女 24 例;其中年龄最小为 25 岁,最大为 60 岁,平均年龄（38.28±4.82）岁;病程最短者 3 个月,最长者 12 年,平均病程（30.32±6.98）月。对照组 31 例,男 8 例,女 23 例;其中年龄最小为 26 岁,最大为 62 岁,平均年龄（32.53±5.52）岁;病程最短者 2 个月,最长者 11 年,平均病程（31.14±7.21）月。两组年龄、性别、病程等一般资料比较,差异无统计学意义（$p >$ 0.05）,具有可比性。

1.2　西医诊断标准

参照 2009 年更新的美国肝病学会（AASLD）关于 PBC 诊断标准[3]:①肝功能指标出现异常;②血清 γ-GT（γ-谷氨酰转肽酶）和 ALP（碱性磷酸酶）水平高于正常值上限的两倍（PBCⅡ～Ⅲ期）;③血清抗线粒体抗体（AMA）阳性和/或肝活检肝脏组织学有 PBC 的特异性病变;④排除药物性肝炎、酒精性肝炎、病毒性肝炎及其他自身免疫性肝损害。

1.3　中医辨证标准

PBC 脾虚血瘀证目前尚无系统的中医诊断标准,故参考周仲瑛教授主编的《中医内科学》中相关疾病的中医证型及 2006 年《肝纤维化中西医结合诊疗指南》[4]拟定:①面色晦暗,肝区不适或胀或痛,痛有定处,食欲不振,脘腹痞闷,神疲乏力;②舌质暗红,舌质偏红或有瘀斑、瘀点,边有齿印;③脉弦细或涩。

1.4 纳入标准

符合以上西医诊断标准及中医辨证标准,并具备以下条件:①确诊后4周内未使用相关药物;②初始治疗时血清总胆红素 $<51~\mu mol \cdot L^{-1}$,白蛋白 $>35~g \cdot L^{-1}$;③依从性好,自愿签署知情同意书者。

1.5 排除标准

①伴有严重冠心病、肾功能不全、白血病等心、脑、肾以及造血系统严重病变者;②B超显示存在腹腔积液、门静脉高压等临床表现者;③伴有腹腔、肺部等严重感染者;④抑郁症等精神病患者;⑤无法长期按时服用中药,依从性差者。

1.6 治疗方法

两组患者均口服熊去氧胆酸胶囊(优思弗,德国Falk公司生产,250 mg/粒)750 mg/d,分3次口服。治疗组患者另加服中药七味化纤汤(组成:黄芪、丹参、赤芍、柴胡、醋鳖甲、当归、炙甘草等),每日1剂,水煎浓缩成100mL的袋装液2袋,分2次口服。两组疗程均为24周。

1.7 观察指标

①记录两组患者治疗前后临床症状及临床体征:肝区胀痛、食欲不振、乏力、皮肤瘙痒、脾大等;②比较两组患者治疗前后血清总胆红素(TBIL)、谷丙转氨酶(ALT)、谷草转氨酶(AST)、碱性磷酸酶(ALP)、 γ-谷氨酰转肽酶(γ-GT)等肝功能指标改变情况;③比较两组患者治疗前后血清免疫抗体IgM、IgG、IgA的变化。所有肝功能及血清免疫抗体均由肘静脉抽血检测,每份样本复测。

1.8 疗效标准[5]

①显效:治疗后患者临床症状明显改善, γ-GGT、ALT、TBIL降低80%以上,或小于正常值上限2倍以下。②有效:治疗后患者临床症状有改善, γ-GGT、ALT、TBIL降低50%以上,或小于正常值上限2倍以下。③无效:未达到上述标准。

1.9 统计学

方法采用SPSS 16.0软件进行数据处理,计量资料均用 $\bar{x} \pm s$ 表示,计数

资料比较采用 χ^2 检验,组间比较采用 t 检验,$p<0.05$ 为差异有统计学意义。

2　结果

2.1　两组患者治疗后疗效评价

治疗 24 周后,治疗组总有效率为 80.64%,对照组为 61.29%,治疗组明显高于对照组($p<0.05$),见表 1。

表 1　两组患者治疗后疗效评价($n\cdot\%$)

组别	n	显效	有效	无效	总有效率/%
治疗组	31	9(29.03)	16(51.61)	6(19.36)	80.64*
对照组	31	6(19.35)	13(41.94)	12(38.71)	61.29

注:与对照组比较,* $p<0.05$。

2.2　两组患者临床症状改善情况

两组患者治疗后,主要临床症状均得到不同程度的改善,其中治疗组皮肤瘙痒、肝区胀痛、乏力等临床症状改善情况明显优于对照组(p 均<0.05),见表 2。

表 2　两组患者临床症状改善情况($n\cdot\%$)

组别	时间	皮肤瘙痒	肝区胀痛	食欲不振	乏力	脾大
治疗组 ($n=31$)	治疗前	19(61.29)	15(48.39)	8(25.81)	22(70.97)	4(12.90)
	治疗后	4(12.90)	4(12.90)	2(6.45)	7(22.58)	3(9.68)
	临床症状改善	15(48.39)*	11(35.48)*	6(19.35)	15(48.39)	1(3.23)
对照组 ($n=31$)	治疗前	16(51.61)	12(38.71)	8(25.81)	18(58.06)	3(9.68)
	治疗后	10(32.26)	9(29.03)	3(9.68)	12(38.71)	3(9.68)
	临床症状改善	6(19.35)	3(9.68)	5(16.13)	6(19.35)	0(0.00)

注:与对照组比较,* $p<0.05$。

2.3　两组患者肝功能指标变化情况

两组患者治疗后血清 TBIL、ALT、AST、γ-GGT、ALP 均显著降低,且治疗组低于对照组(p 均<0.05),见表 3。

表3　两组患者肝功能指标变化情况($\bar{x}\pm s$)

组别	时间	TBIL/ (μmol·L^{-1})	AST/ (U·L^{-1})	ALT/ (U·L^{-1})	γ-GGT/ (U·L^{-1})	ALP/ (U·L^{-1})
治疗组	治疗前	83.31±52.21	98.49±30.71	134.07±49.91	193.01±42.98	316.03±52.33
(n=31)	治疗后	31.07±15.73*▲	38.33±28.17*▲	54.30±28.12*▲	83.39±31.27*▲	101.18±47.89*▲
对照组	治疗前	83.59±56.86	96.73±33.68	137.55±34.98	202.97±51.89	320.98±53.88
(n=31)	治疗后	54.11±30.99*	70.19±29.96*	84.01±30.21*	137.99±31.02*	188.01±42.92*

注:与治疗前比较,* $p<0.05$;与对照组比较,▲ $p<0.05$。

2.4　两组患者血清免疫指标变化情况

治疗后两组患者血清 IgM、IgG、IgA 均显著降低,且治疗组低于对照组(p 均<0.05),见表4。

表4　两组患者血清免疫指标变化情况($\bar{x}\pm s$)

组别	时间	IgM/(g·L^{-1})	IgG/(g·L^{-1})	IgA/(g·L^{-1})
治疗组	治疗前	2.98±1.69	16.07±5.88	3.61±1.99
(n=31)	治疗后	1.89±1.75*▲	10.44±6.65*▲	1.92±1.70*▲
对照组	治疗前	2.89±2.12	15.41±5.72	3.58±2.14
(n=30)	治疗后	2.32±1.92*	12.35±6.15*	2.82±2.41*

注:与治疗前比较,* $p<0.05$;与对照组比较,▲ $p<0.05$。

3　讨论

中医古籍中无PBC病名的记载,临床医家多根据其临床症状,归属于中医"黄疸""胁痛""癥瘕"等范畴。目前现代医学对于PBC尚无特效药物,国内越来越多的临床报道中药治疗PBC,取得了满意的疗效。七味化纤汤是陈国良教授创制的抗肝纤维化经验方[6],临床发现该方不仅适用于慢性肝炎肝纤维化,还适用于Ⅱ、Ⅲ期脾虚血瘀型PBC患者。陈国良教授提出PBC病机主要为湿热浊毒,蕴结伤肝,肝失疏泄,胆汁排泄不畅。肝脾相互为用,肝木不舒,乘侮脾土,脾虚运化失健,气血生化乏源,气病日久入血,瘀血内停而致本病。病机贯穿着"浊毒内壅—脾气虚损—瘀血内结"这一主线。张洁古云:

"由于脾胃怯弱,气血两衰,四时有感,皆能成积……善治者,当先补虚,使气血旺,其积自消……不问何脏,先调其中,使能饮食,是治其本也。"本病为慢性病程,病机多为脾虚夹瘀,因此治疗 PBC 从脾论治,扶正化瘀是根本。七味化纤汤由黄芪、丹参、赤芍、柴胡、醋鳖甲、当归、炙甘草等 7 味药组成的。《金匮要略》载:"见肝之病,知肝传脾,当先实脾。"故方中重用黄芪为君药,益气健脾,使气行则血行;近代关幼波教授提出"治黄必活血,血行黄易却"。方中以丹参、当归、赤芍为臣药,解毒活血,养血柔肝;柴胡疏肝理气,醋鳖甲软坚散结,共为佐药。诸药相和,以达到益气健脾、解毒活血、柔肝养血之功。现代药理研究证实方中赤芍、丹参、当归等凉血活血药具有改善肝脏微循环、稳定肝细胞膜作用,它们能清除自由基,抑制肝细胞膜脂质过氧化,减轻肝细胞变性坏死,减少肝纤维化的诱发因素,增强肝脏各种胶原酶活性,促进胶原降解,从而阻断肝纤维化进程;柴胡、黄芪、炙甘草、醋鳖甲可提高机体细胞免疫功能,调节体液免疫,抑制肝纤维组织增生,促进肝纤维组织吸收,从而达到逆转肝纤维化作用[7,8]。

本研究采用具有健脾活血解毒作用的七味化纤汤联合 UCDA 治疗Ⅱ、Ⅲ期脾虚血瘀型 PBC 契合 PBC 的中医病机,能提高临床疗效,值得推广应用。同时也有待进一步开展有关七味化纤汤疗效作用机制研究,以期为临床应用提供更多的依据。

参考文献

[1]贾继东,段维佳.原发性胆汁性肝硬化的研究进展[J].中华肝脏病杂志,2011,19(5):321-322.

[2]KAWATA K, KOBAYASHI Y,GERSHWIN M E, et al. The immunophysiology and apoptosis of biliary epithelial cells:primary biliary cirrhosis and primary sclerosing cholangitis[J].Clinical Reviews in Allergy & Immunology,2012,43(3):230-241.

[3]HEATHCOTE E J. Management of primary biliary cirrhosis. The American Association for the Study of Liver Diseases practice guidelines

[J].Hepatology，2000,31(4):1005-1013.

[4]中国中西医结合学会肝病专业委员会.肝纤维化中西医结合诊疗指南[J].中西医结合肝病杂志,2006,16(5):316-320.

[5]SILVEIRA M G,BRUNT E M,HEATHCOTE J，et al.American Association for the Study of Liver Diseases endpoints conference:design and endpoints for clinical trials in primary biliary cirrhosis[J].Hepatology,2010,52(1):349-359.

[6]唐金模,陈国良.七味化纤汤对慢性乙肝患者抗肝纤维化作用的临床及组织学研究[J].中医杂志,2003,44(7):514-516.

[7]李文,邹正宇,查赣,等.170种中草药抗乙型肝炎病毒的实验研究[J].世界华人消化杂志1999,7(1):89-90.

[8]邹金生.活血药治疗乙型病毒性肝炎初探[J].中西医结合肝病杂志,2000(增刊):24-25.

第三节　关于慢性乙型肝炎诊治的文章

一、大剂量国产胸腺肽联合干扰素治疗慢性乙肝疗效及其机理初探[*]

陈国良[1]　欧阳丽娟[1]　吴晓鹭[1]　颜江华[2]　苏文金[2]

（1 厦门市中医院传染科,厦门 361002

2 厦门大学肿瘤细胞工程专业实验室,厦门 361005）

摘要: 本文研究大剂量胸腺肽联合干扰素对慢性乙肝患者的治疗作用,发现胸腺肽联合干扰素治疗三个月后,患者的 ALT 复常率、HBeAg 转阴率、HBV-DNA 阴转率和 HBV-DNA 有效下降率分别为 76.0%、44.0%、56.0% 和 96.0%。T 淋巴细胞亚群分析结果表明,联合治疗后,患者外周血 $CD4^+$ 淋巴细胞亚群上调,$CD8^+$ 亚群下调,二者比值趋于正常,说明国产胸腺肽联合干扰素治疗慢性乙肝的治疗机理与免疫调节作用有关。

关键词: 胸腺肽;干扰素;联合治疗;慢性乙肝

　　胸腺肽是一组从胸腺分离提取的多肽,具有广泛的生物活性。它对机体免疫系统的建立和维持具有重要的作用,并对 T 淋巴细胞不同分化成熟阶段起不同的调控作用,临床上已广泛应用于感染性疾病、肿瘤和自身免疫性疾病等[1-2]。近年来,临床研究表明大剂量胸腺肽对慢性乙肝患者有较好的疗效,与干扰素合用则有协同作用[3-5],但确切的治疗机理尚不明确。本文观察大剂量国产胸腺肽联合干扰素治疗慢性乙肝的疗效,并对其作用机理作初步探讨。

[*] 厦门市科委资助,原载于《中国微生态学杂志》1999 年第 4 期第 3 页,略有改动。

1 材料与方法

1.1 病例选择

按照全国第五次传染病寄生虫病学术会议所修订的"病毒性肝炎防治方案"(试行)的诊断分型标准,选择乙型病毒性肝炎患者 37 例,分为胸腺肽联合干扰素组(下简称联合治疗组)25 例,一般护肝组 15 例;所有病例均为住院治疗。

1.2 药品来源及其治疗方案

胸腺肽注射液 10 mg/2 mL,吉林松鹤制药厂产品,批号为 970405。干扰素(Interferon α1b,INF α1b),300 MU/瓶,由深圳科兴公司生产,批准文号卫药字(圳科兴)S-02 号,商品名赛若金,批号为 970603。联合治疗组:赛诺金 300 Mu,im q.d×2 周后改为 q.o.d×3 个月,胸腺肽每日 100 mg 加入 10% 葡萄糖 250 mL 内静脉滴注,连续 1 个月,第二、三月改为 20 mg,im q.o.d。一般护肝组:复方益肝灵、甘利欣胶囊、垂盆草冲剂等任选 1～2 种口服;茵栀黄、甘利欣、冬氨酸钾镁、G.I.K 注射液等任选 1 种静脉滴注,常规治疗 3 个月。

1.3 观察指标及检测方法

1.3.1 乙肝病毒血清标记物及肝功能检测

乙肝病毒标记物检测包括 HBsAg,HBsAb,HBeAg,HBeAb,HBcAb 和 HBcAb-IgM,均采用 ELISA 方法,试剂盒购自厦门市新创生物试剂公司,ALT 购自上海长征医学有限公司

1.3.2 乙肝病毒患者外周血 CD4$^+$、CD8$^+$ T 淋巴细胞亚群的检测

参照文献[4],外周血肝素(25 U/mL)抗凝,淋巴细胞分离液分离 PBMC,用 PBS 调整细胞数至 10^6 个/mL,涂片、风干,丙酮固定。T 淋巴细胞亚群检测采用 APAAP 染色法(T 淋巴细胞亚群检测试剂盒为北京邦定生物试剂医学公司产品)。碱性磷酸酶底物为坚固红,高倍镜观察,细胞表面有红色标记物沉着的为阳性细胞,无红色标记物沉着的为阴性细胞;计数 200 个单核细胞,计算阳性细胞的百分率。

1.3.3　患者血清 HBV-DNA 检测

HBV-DNA PCR 试剂盒购自厦门泰伦生物试剂公司,标本血清常规分离,倍比稀释,按滴度法进行半定量,以治疗后血清 HBV-DNA 下降 10^3 以上或转阴者判断为有效下降。

1.4　统计学分析

各组治疗前后均数变化的差异性分析采用 t 检验,组间率的比较采用 χ^2 检验[6]。

2　结　果

2.1　不同治疗方案对 ALT 的影响

联合治疗组和一般护肝组经治疗 3 个月后,ALT 均值均呈显著下降,ALT 值趋于正常。与治疗前相比,联合治疗方案的 ALT 下降率和复常率分别为 75.31% 和 76.00%,一般护肝组的 ALT 下降率和复常率分别为 57.21% 和 66.67%,各组治疗前后 ALT 均值变化差异显著($p<0.01$),但两组间复常率差异不显著($p>0.05$,表 1)。

表 1　不同治疗方案对 ALT 的影响

组别	例数/例	ALT 均值/(U/L)			复常率/%
		治疗前	治疗后	下降率/%	
联合治疗组	25	183.55	45.31	75.31	76.0
一般护肝组	15	283.21	121.18	57.21	66.67

2.2　不同治疗方案处理后 HBV-M 的变化

结果见表 2,联合治疗组治疗 3 个月后,HBsAg 阴转率为 16.0%,HBeAg 阴转率为 44.0%,HBeAb 阳转率为 36.0%;而一般护肝组 HBsAg 阴转率为 0,HBeAg 阴转率和 HBeAb 阳转率均为 13.3%,HBeAg 阴转率两组差异具显著性意义($\chi^2=4.01$,$p<0.05$),而 HBsAg 阴转率和 HBeAb 阳转率两组差别无显著性意义($p<0.05$)。

表 2　不同治疗方案处理后 HBV-M 的变化

组别	例数/例	HBsAg 阴转率/%	HBeAg 阴转率/%	HBeAb 阳转率/%
联合治疗组	25	16.0	44.0(11/25)	36.0(9/25)
一般护肝组	15	0	13.3(2/15)	13.3(2/15)

2.3　不同治疗方案对不同 T 淋巴细胞亚群的影响

经过 3 个月治疗后,联合治疗组促使外周血 CD4$^+$ 淋巴亚群比例增高,其百分比达 40.2%,明显高于一般护肝组(36.8%,$p < 0.05$);CD8$^+$ 淋巴亚群比例下降,CD4$^+$/CD8$^+$ 比值升高,趋于正常;但两种治疗方案对 CD16$^+$ 亚群(NK 细胞亚群)几无影响(表 3)。

表 3　不同治疗方案对不同 T 淋巴细胞亚群的影响

组别	例数/例	治疗前				治疗后			
		CD4$^+$/%	CD8$^+$/%	$\dfrac{CD4^+}{CD8^+}$	CD16$^+$/%	CD4$^+$/%	CD8$^+$/%	$\dfrac{CD4^+}{CD8^+}$	CD16$^+$/%
联合治疗组	25	35.1	30.9	1.14	15.6	40.2	24.3	1.65	14.6
一般护肝组	15	35.1	31.2	1.13	15.3	36.8	30.1	1.22	15.2

2.4　不同治疗方案对 HBV-DNA 阴转率及含量的影响

经过 3 个月治疗后,联合治疗组的 HBV-DNA 阴转率达 56.0%,HBV-DNA 含量下降 10^3 例数为 8 例(占 32.0%),总有效率高达 88.0%,与一般护肝组(HBV-DNA 阴转率为 0,HBV-DNA 下降 10^3 例数为 4 例,总有效率为 26.7%)相比,二者差异极显著($p < 0.001$,表 4)。

表 4　不同治疗方案对 HBV-DNA 阴转率及含量的影响

组别	例数	HBV-DNA 阴转转数	HBV-DNA 含量下降 10^3 例数	有效率/%
联合治疗组	25	14(56.0)	8(32.0)	88.0
一般护肝组	15	0(0)	4(26.7)	26.7

3　讨论

病毒性肝炎在我国是常见病、多发病之一,全国现有 HBV 携带者 1.2 亿,慢性乙肝患者 220 万人,病毒性肝炎已严重影响人民的身体健康。目前,治疗慢性乙肝的药物众多,最有效的药物为干扰素,其有效率约为 45%,复发率达 10%[7],远不能满足要求。近年报道,胸腺肽 F5 或胸腺素 α1(Thymosin α1,Tα1)治疗慢性乙肝远期疗效与干扰素相当,二者合用则有协同作用[2,3]。美国的 Tα1(商品名日达仙)已在我国试用,但其价格昂贵,不符合国情。因此,已有学者应用国产胸腺肽产品来治疗慢性乙肝[8]。本研究采用大剂量国产胸腺肽联合干扰素治疗慢性乙肝患者,并与一般护肝疗法进行比较。实验结果再次证实大剂量国产胸腺肽联合干扰素对慢性乙肝有较好的疗效,其 ALT 复常率、HBeAg 阴转率和 HBV-DNA 阴转率等指标变化与国内外报道[4,5]相似,总体疗效优于单用胸腺肽或干扰素。胸腺肽联合干扰素治疗 3 个月后,促使 CD4+ 亚群上调,CD8+ 亚群下调,CD4+/CD8+ 比值回升,表明联合治疗对慢性乙肝患者淋巴细胞亚群比例失调和免疫功能紊乱具有调节作用。它可以促使 T 淋巴细胞 CD4+ 亚群比例增加,淋巴辅助细胞和诱导细胞增加,机体对病毒免疫敏感性增强,抑制或清除 HBV 复制,同时下调 CD8+ T 细胞亚群(T 细胞毒细胞),减少对肝细胞的破坏,因而达到治疗慢性乙肝的目的。

参考文献

[1]MUTCHNICK M G,PRIETO J A,SCHAFFNER J A,et al. Thymosin modulation of regulatory T cell function[J].Clinical Immunology and Immunopathology,1982,23(3):626-633.

[2]刘德恭.胸腺激素与胸腺肽[M]//叶维发,钟振义.肝炎学大典.天津:天津科学技术出版社,1996:877.

[3]MUTCHNICK M G,APPELMAN H D,CHUNG H T,et al. Thymosin treatment of chronic hepatitis B:a placebo-controlled pilot trial [J]. Hepatology,1991,14(3):409-415.

[4]ANDREONE P,CURSARO C,GRAMENZI A,et al. A randomized controlled trial of thymosin-alpha1 versus interferon alfa treatmeat in patients with hepatitis B e antigen antibody- and hepatitis B virus DNA-

positive chronic hepatitis B[J]. Hepatology, 1996,24(4):774-777.

[5]CHIEN R N, LIAW Y F, CHEN T C, et al. Efficacy of thymosin alpha1 in patients with chronic hepatitis B: a randomized, controlled trial [J]. Hepatology, 1998,27(5):1383-1387.

[6]上海第一医学院卫生统计学教研组.医学统计方法学[M].上海:上海科技出版社,1979:32-35.

[7]叶维发,钟振义.肝炎学大典[M].天津:天津科学技术出版社,1996:1-4.

[8]张宜俊,李灼亮,刘树人,等.大剂量胸腺肽治疗慢性乙型肝炎的免疫指标和临床观察[J].上海免疫学杂志,1997,17(4):219-223.

二、国产胸腺肽治疗慢性乙肝疗效及其机理初探*

陈国良[1]　欧阳丽娟[1]　吴晓鹭[1]　颜江华[2]　宋思扬[2]　苏文金[2]

（1 厦门市中医院传染科，厦门 361002

2 厦门大学肿瘤细胞工程专业实验室，厦门 361005）

摘要：本文观察大剂量胸腺肽对慢性乙肝患者的治疗作用并研究其作用机理。用 ELISA、PCR 和免疫化学染色法等比较分析胸腺肽治疗 3 个月后，ALT、HBV-M 和 HBV-DNA 等指标变化，发现患者 ALT 复常率、HBeAg 转阴率、HBV-DNA 阴转率和 HBV-DNA 有效下降率分别为 58.33%、33.33%、41.67% 和 91.67%。同时患者外周血 $CD4^+$ 淋巴细胞亚群上调，$CD8^+$ 亚群下调，二者比值趋于正常。这说明国产胸腺肽治疗慢性乙肝有较好的应用前景，其治疗机理与免疫调节作用有关。

关键词：胸腺肽；ALT；HBV-DNA；CD 抗原

病毒性肝炎在我国是常见病、多发病之一。全国现有 HBV 携带者 1.2 亿，慢性乙肝患者 220 万人，病毒性肝炎已严重影响人民的身体健康。目前，治疗慢性乙肝的药物众多，最有效的药物为干扰素，其有效率约为 45%，复发率达 10%[1]，远不能满足要求。近年来，Mutchnick 等报道，胸腺肽 F5 或胸腺素 α1（Thymosin α1，Tα1）治疗慢性乙肝远期疗效与干扰素相当，二者合用则有协同作用[2-4]。美国的 Tα1（商品名日达仙）已在我国试用，但其价格昂贵，不符合国情。因此，已有学者应用国产胸腺肽产品来治疗慢性乙肝[5]。本文观察大剂量国产胸腺肽治疗慢性乙肝的疗效，并对其作用机理作初步探讨。

* 厦门市科委资助课题，原载于《中国微生态学杂志》1999 年第 5 期第 290-291，295 页，略有改动。

1　材料与方法

1.1　病例选择

按照全国第五次传染病寄生虫病学术会议所修订的"病毒性肝炎防治方案"(试行)的诊断分型标准,选择乙型病毒性肝炎患者 27 例,分为胸腺肽组12 例,一般护肝组 15 例;所有病例均为住院治疗。

1.2　药品来源及其治疗方案

胸腺肽注射液 10 mg/2 mL,吉林松鹤制药厂产品,批号为 970405。胸腺肽组:胸腺肽每日 100 mg,加入 10% 葡萄糖 250 mL 内静脉滴注,连续 1 个月,第二、三月改为 20 mg,im qod。一般护肝组:复方益肝灵、甘利欣胶囊、垂盆草冲剂等任选 1～2 种口服;茵栀黄、甘利欣、门冬氨酸钾镁、G.I.K 注射液等任选 1 种静脉滴注,常规治疗 3 个月。

1.3　观察指标及检测方法

1.3.1　乙肝病毒血清标记物及肝功能检测

乙肝病毒标记物检测包括 HBsAg、HBsAb、HBeAg、HBeAb、HBcAb 和HBcAb-IgM,均采用 ELISA 方法,试剂盒购自厦门市新创生物试剂公司,ALT 购自上海长征医学有限公司。

1.3.2　乙肝病毒患者外周血 CD4+、CD8+ T 淋巴细胞亚群的检测

参照文献[5],外周血肝素(25 U/mL)抗凝,淋巴细胞分离液分离PBMC,用 PBS 调整细胞数至 10^6 个/mL,涂片,风干,丙酮固定。T 淋巴细胞亚群检测采用 APAAP 染色法(T 淋巴细胞亚群检测试剂盒为北京邦定生物试剂医学公司产品)。碱性磷酸酶底物为坚固红,高倍镜观察,细胞表面有红色标记物沉着的为阳性细胞,无红色标记物沉着的为阴性细胞;计数 200 个单核细胞,计算阳性细胞的百分率。

1.3.3　患者血清 HBV-DNA 检测

HBV-DNA PCR 试剂盒购自厦门泰伦生物试剂公司,标本血清常规分离,倍比稀释,按滴度法进行半定量,以治疗后血清 HBV-DNA 下降 10^3 以上或转阴者判断为有效下降。

1.4　统计学分析

各项数据以均值表示,用 t 检验分析两组间差异[6]。

2　结　果

2.1　胸腺肽治疗组对 ALT 的影响

胸腺肽治疗方案和一般护肝方案治疗 3 个月后均使 ALT 均值显著下降,ALT 值趋于正常;与治疗前相比,两种治疗方案 ALT 下降率和复常率均达 57％以上。ALT 下降率以胸腺肽组略高(62.58％),而 ALT 复常率以一般护肝组为高(66.67％),但两组间无显著性差异($p>0.05$,表 1)。

表 1　胸腺肽治疗方案对 ALT 的影响

组别	例数	ALT 均值/(U/L)			复常率/％
		治疗前	治疗后	下降率/％	
胸腺肽组	12	146.36	56.23	62.58	58.33
一般护肝组	15	283.21	121.18	57.21	66.67

2.2　胸腺肽治疗后 HBV-M 的变化

结果见表 2,胸腺肽组治疗 3 个月后,HBeAg 阴转率高达 33.3％,HBeAb 阳转率高达 25.0％,均明显高于一般护肝组(均为 13.3％),二者差异显著($p<0.05$),但 HBsAg 指标均未见转阴病例。

表 2　胸腺肽治疗后 HBV-M 的变化

组别	例数	HBsAg 阴转率/％	HBeAg 阴转率/％	HBeAb 阳转率/％
胸腺肽组	12	0	33.3(4/12)	25.0(3/12)
一般护肝组	15	0	13.3(2/15)	13.3(2/15)

2.3　胸腺肽组对不同 T 淋巴细胞亚群的影响

经过 3 个月治疗后,胸腺肽组促使外周血 $CD4^+$ 淋巴亚群比例增高,$CD8^+$ 淋巴亚群比例下降,$CD4^+/CD8^+$ 比值升高,趋于正常,见表 3。胸腺肽组治疗后,CD4$^+$亚群百分比为39.5%,高于一般护肝组(36.8%),二者差异显著($p<0.05$);但两种治疗方案对CD16$^+$亚群(NK细胞亚群)几无影响。

表3 不同治疗方案对不同T淋巴细胞亚群的影响

组别	例数	治疗前				治疗后			
		CD4$^+$/%	CD8$^+$/%	$\dfrac{CD4^+}{CD8^+}$	CD16$^+$/%	CD4$^+$/%	CD8$^+$/%	$\dfrac{CD4^+}{CD8^+}$	CD16$^+$/%
胸腺肽组	12	35.2	30.7	1.09	14.8	39.5	28.1	1.41	14.6
一般护肝组	15	35.1	31.2	1.13	15.3	36.8	30.1	1.22	15.2

2.4 胸腺肽治疗方案对HBV-DNA阴转率及含量的影响

经过3个月治疗后,胸腺肽组的HBV-DNA阴转率高达41.67%,HBV-DNA含量下降总有效率高达91.67%,与一般护肝组(HBV-DNA阴转率为0,HBV-DNA下降有效率为26.67%)相比,二者差异极显著($p<0.01$,表4)。

表4 胸腺肽治疗方案对HBV-DNA阴转率及含量的影响

组别	例数	HBV-DNA阴转 n/%	HBV-DNA含量下降10^3 n/%	有效率/%
胸腺肽组	12	5(41.67)	6(50.0)	91.67
一般护肝组	15	0(0)	4(26.67)	26.67

3 讨 论

胸腺肽是一组从胸腺分离提取的多肽,具有广泛的生物活性。它对机体免疫系统的建立和维持具有重要的作用,并对T淋巴细胞不同分化成熟阶段起不同的调控作用,临床上已广泛应用于感染性疾病、肿瘤和自身免疫性疾病等[1]。本研究采用大剂量国产胸腺肽治疗慢性乙肝患者,并与一般护肝疗法进行比较。实验结果再次证实大剂量胸腺肽对慢性乙肝有较好的疗效,近期ALT复常率、HBeAg阴转率和HBV-DNA阴转率等指标变化与国内外报道相似[4,5],总体疗效与单用干扰素疗效相近。胸腺肽治疗3个月后,促使CD4$^+$亚群上调,CD8$^+$亚群下调,CD4$^+$/CD8$^+$比值回升,表明胸腺肽对慢性乙肝患者淋巴细胞亚群比例失调和免疫功能紊乱具有调节作用。它可以促使 T 淋巴细胞 CD4$^+$ 亚群比例增加,淋巴辅助细胞和诱导细胞增加,机体对病毒免疫敏感性增强,抑制或清除 HBV 复制,同时下调 CD8$^+$ T 细胞亚群(T 细胞毒细胞),减少对肝细胞的破坏,因而达到治疗慢性乙肝的目的。但在胸腺肽 3 个月治疗过程中,未出现 HBsAg 阴转病例,这可能与观察期限较短有关,远期疗效正在研究中。

参考文献

[1]叶维发,钟振义.肝炎学大典[M].天津:天津科学技术出版社,1996: 1-4.

[2]MUTCHNICK M G,PRIETO J A,SCHAFFNER J A, et al. Thymosin modulation of regulatory T cell function[J]. Clinical Immunology and Immunopathology, 1982,23(3):626-633.

[3]ANDREONE P,CURSARO C,GRAMENZI A,et al. A randomized controlled trial of thymosin-alpha1 versus interferon alfa treatmeat in patients with hepatitis B e antigen antibody- and hepatitis B virus DNA-positive chronic hepatitis B[J]. Hepatology,1996,24(4):774-777.

[4]MUTCHNICK M G, APPENLMAN H D, CHUNG H T, et al. Thymosin treatment of chronic hepatitis B: a placebo-controlled pilot trial [J]. Hepatology,1991,14(3):409-415.

[5]张宜俊,李灼亮,刘树人,等.大剂量胸腺肽治疗慢性乙型肝炎的免疫指标和临床观察[J].上海免疫学杂志,1997,17(4):219-223.

[6]上海第一医学院卫生统计学教研组.医学统计方法学[M].上海:上海科技出版社,1979:32-35.

三、胸腺肽联合干扰素治疗慢性乙型肝炎临床疗效观察[*]

陈国良[1]　颜江华[2]　欧阳丽娟[1]　吴晓鹭[1]　杨嘉恩[1]　汤钰菁[1]　苏文金[2]

(1 厦门市中医院传染科,厦门 361002

2 厦门大学肿瘤细胞工程专业实验室,厦门 361005)

我们用大剂量胸腺肽联合干扰素治疗慢性乙型肝炎取得较好疗效,并从实验研究探讨其作用机制。

一、材料与方法

1. 病例选择

按照全国第五次传染病寄生虫病学术会议所修订的"病毒性肝炎防治方案",选择慢性乙型肝炎(慢乙肝)中度患者 167 例,分为胸腺肽与干扰素联合组 72 例,干扰素组 45 例,胸腺肽组 26 例,一般护肝组 24 例;各组病例在年龄、病程、血清丙氨酸转氨酶(ALT)和胆红素(TBIL)均值上经统计学比较有可比性,所有病例均为住院治疗。

2. 治疗方案

联合组用胸腺肽(吉林松鹤制药厂生产)100 mg 静脉滴注,1 次/d,疗程 1 个月,第 2、3 月改为 20 mg 肌肉注射,4 次/d;干扰素(深圳科兴生物制品有限公司生产)3×10^6 U,肌肉注射,1 次/d,疗程 2 周,后改为隔日 1 次,疗程 6 个月。干扰素组同联合组干扰素用法;胸腺肽组同联合组胸腺肽用法;一般护肝组用复方益肝灵、甘利欣、垂盆草冲剂等任选 1 种口服;茵栀黄、甘利欣、门冬氨酸钾镁注射液等任选 1 种静脉滴注,常规治疗 3 个月。

3. 观察指标

用药前及用药后第 1、2、3、6 个月各检测 1 次肝功能(血清 ALT、TBIL),

---

　*　厦门市科委资助项目(298809),原载于《中华肝脏病杂志》,2000 年第 8 卷第 1 期第 56-57 页,略有改动。

乙型肝炎病毒标志物（HBVM），HBV-DNA（PCR）。治疗前后各检测 1 次外周血 T 淋巴细胞亚群 CD4$^+$、CD8$^+$ 和 α-干扰素（IFN-α）、肿瘤坏死因子（TNF）和可溶性白细胞介素 2 受体（sIL-2R）等细胞因子。

4. 统计学分析

各组治疗前后均数变化的差异性分析采用 t 检验，组间率的比较采用 χ^2 检验。

二、结果

1. 不同治疗方案对血清转换率的影响

随治疗时间延长，联合组、干扰素组和胸腺肽组血清 HBeAg/抗-HBe 转换率逐渐升高，至治疗第 6 月，分别达 48.61%、29.79% 和 19.23%，而一般护肝组仅有 3 例 HBeAg 阴转，未见抗-HBe 阳转。联合组的疗效显著高于其他组（$p < 0.05$，表 1）。

表 1 不同治疗方案组血清 HBeAg/抗-HBe 转换率

组别	血清 HBeAg/抗-HBe 转换率/%			
	治疗 1 月	治疗 2 月	治疗 3 月	治疗 6 月
联合组	4.17(3/72)	16.67(12/72)	31.94(23/72)	48.61(35/72)
干扰素组	5.23(2/47)	10.64(5/47)	23.40(11/47)	29.79(14/47)
胸腺肽组	3.85(1/26)	3.85(1/26)	11.54(3/26)	19.23(5/26)

2. 不同治疗方案 HBV-DNA 阴转率的动态观察

HBV-DNA 阴转率检测结果见表 2，随治疗时间延长，联合组、干扰素组和胸腺肽组 HBV-DNA 阴转率逐渐升高，均显著高于一般护肝组（8.33%），$p < 0.01$；且联合组的 HBV-DNA 阴转率高于干扰素组和胸腺肽组（$p < 0.05$）。

表 2 胸腺肽治疗慢性乙型肝炎患者 HBV-DNA 的阴转率

组别	例数	HBV-DNA 阴转率/%			
		治疗 1 月	治疗 2 月	治疗 3 月	治疗 6 月
联合组	72	16.67(12)	25.00(18)	50.00(36)	68.06(49)

续表

组别	例数	HBV-DNA 阴转率/%			
		治疗 1 月	治疗 2 月	治疗 3 月	治疗 6 月
干扰素组	45	13.33(6)	20.00(9)	44.44(20)	48.89(22)
胸腺肽组	26	3.85(1)	26.92(7)	38.46(10)	42.31(11)
一般护肝组	24	20.83(5)	12.50(3)	8.33(2)	8.33(2)

3. 不同治疗方案 HBV-DNA 指标的随访观察

治疗 6 个月后 HBV-DNA 阴转的 62 例慢乙肝患者行 9 个月的随访,联合组、干扰素组和胸腺肽组 HBV-DNA 的阳转反跳率分别为 11.1%(4/36)、26.3%(5/19)和 28.6%(2/7),联合组的 HBV-DNA 阳转反跳率低于其他组,但统计学处理差异无显著性($p>0.05$)。

4. 不同治疗方案对 T 淋巴细胞亚群的影响

经过 3 个月治疗后,联合组、干扰素组和胸腺肽组促使外周血 $CD4^+$ 淋巴亚群百分率上调,$CD8^+$ 淋巴亚群百分率下调,$CD4^+/CD8^+$ 比值升高。与一般护肝组相比差异均有显著性($p<0.05$);联合组 $CD4^+/CD8^+$ 比值高于干扰素组或胸腺肽组,但组间差异无显著性($p>0.05$,表 3)。

表 3　4 种治疗方案对不同 T 淋巴细胞亚群的影响

组别	例数	治疗前			治疗后		
		$CD4^+/$ %	$CD8^+/$ %	$\dfrac{CD4^+}{CD8^+}$	$CD4^+/$ %	$CD8^+/$ %	$\dfrac{CD4^+}{CD8^+}$
联合组	72	35.2	30.5	1.15	40.5	28.3	1.43
干扰素组	45	34.3	31.3	1.10	39.2	29.3	1.34
胸腺肽组	26	35.1	30.7	1.14	38.7	29.6	1.31
一般护肝组	24	35.1	31.2	1.13	36.8	30.1	1.22

5. 联合治疗方案对慢乙肝患者血清细胞因子调节作用

治疗后,联合组使 PBMC IFN-α 水平提高 126%,血清 sIL-2R 和 TNF-α 水平分别下降了 47.48% 和 50.23%;它们与治疗前相比差异均有显著意义($p<0.01$)。一般护肝组对 PBMC 产生 IFN-α 能力也有提高作用(上升

51.66%),但对血清 sIL-2R 和 TNF-α 水平的下调作用不显著。治疗后,联合组与一般护肝组各项指标比较差异均有显著性($p < 0.01$)。

观察结果还表明,联合组、干扰素组、胸腺肽组和一般护肝组患者肝功能血清 ALT 有较高的复常率,疗程结束后分别达到 91.7%、91.4%、88.5% 和 78.3%,但各组间差异不显著($p > 0.05$)。

三、讨论

结果表明,联合组在乙肝患者血清转换率和 HBV-DNA 阴转率的疗效高于对照组,其疗效与治疗时间正相关。适当延长抗病毒的时间是否有助于提高疗效降低反跳率,值得探讨。治疗 9 个月的随访结果显示联合组的 HBV-DNA 阳转反跳率低于干扰素组和胸腺肽组,但由于观察例数偏少,统计学分析组间差异不显著,有待验证。慢乙肝患者 T 淋巴细胞亚群比例失调,CD4$^+$ 亚群下调,CD8$^+$ 亚群上调,PBMC IFN-α 产生能力下降,sIL-2R 和 TNF-α 水平升高。这些可导致机体抗病毒能力下降、免疫功能紊乱、HBV 持续存在和大量复制与肝细胞不断破坏。联合治疗组能够显著提高 IFN 诱生能力,降低血清 sIL-2R 和提高 IL-2 的作用效果,同时降低血清 TNF 水平,有利于机体提高抗病毒能力,改善免疫功能紊乱,减轻肝细胞的破坏活动。干扰素与胸腺肽联合使用具有协同作用,其治疗机制与其抑制 HBV 复制和调节作用有关。

四、栀蒌汤联合甘利欣胶囊治疗湿热蕴结型慢性乙型肝炎轻中度患者的临床疗效观察[*]

吴　丽　肖志鸿　陈国良

（福建中医药大学附属厦门市中医院肝病中心，厦门 361009）

摘要：目的：观察栀蒌汤联合甘利欣胶囊治疗湿热蕴结型慢性乙型肝炎轻中度患者的临床疗效和用药的安全性，并探讨慢性乙型肝炎的中医病因病机及治疗特点。**方法：**选择符合湿热蕴结型慢性乙型肝炎轻、中度诊断的患者 130 例，随机分为两组：栀蒌汤联合甘利欣胶囊治疗组 65 例，甘利欣胶囊治疗组 65 例，分别观察其治疗前后中医症状、血清谷氨酸转氨酶、血清门冬氨酸转氨酶及血清总胆红素等指标，同时观察不良反应。疗程为一个月。**结果：**栀蒌汤联合甘利欣胶囊治疗组总有效率为 93.85%；甘利欣胶囊治疗组总有效率为 60.00%，两组间疗效有显著性差异（$Z = -3.130, p = 0.002$）；栀蒌汤联合甘利欣胶囊治疗组能显著改善中医症状，与甘利欣胶囊治疗组比较有显著性差异（$p < 0.01$）；栀蒌汤联合甘利欣胶囊治疗组能有效降低血清转氨酶和血清总胆红素，治疗前后比较有显著性差异（$p < 0.01$），与甘利欣胶囊治疗组比较有显著性差异（$p < 0.01$）；栀蒌汤在治疗过程中未发现不良反应。**结论：**栀蒌汤联合甘利欣胶囊对湿热蕴结型慢性乙型肝炎有良好的疗效，能有效改善中医临床症状，使用安全，较单用甘利欣胶囊疗效好，为中西医结合治疗慢性乙型肝炎提供思路，值得进一步开发研究；慢性乙型肝炎的中医病因病机特点为本虚标实，虚实夹杂，本为脾土亏虚，标为湿热内蕴，治宜祛邪扶正、标本兼治。

关键词：慢性乙型肝炎；湿热蕴结；中西医结合；清热解毒；疏肝健脾；栀蒌汤

---

　　* 陈国良名老中医传承工作室（厦门市卫生局资助项目），原载于《中医临床研究》2019 年第 11 卷第 16 期第 65-68 页，略有改动。

全国乙型肝炎流行病学调查结果表明,我国 1～59 岁一般人群乙肝病毒表面抗原(HBV surface antigen,HBsAg)携带率为 7.18%。据此推算,我国现有的慢性 HBV 感染者约 9300 万人,其中慢性乙型肝炎患者约 2000 万例[1]。慢性乙型肝炎病毒感染的自然病程极其漫长,可持续 30～50 年,且多在青壮年时期发病,严重影响人们的工作、学习和生活。由于对病毒及其发病机制等诸多问题尚未了解,至今仍缺乏针对慢性乙型肝炎病因的有效治疗手段,中药因其疗效稳定,价格低廉,不良反应少而日益被临床医师和患者所关注,对中医药治疗慢性乙型肝炎的研究在不断地深入和强化。

栀蒌汤是本院肝病中心国家级名老中医陈国良教授多年的临床经验总结。本文对栀蒌汤抗炎降酶、改善肝炎症状的作用进行观察,为临床中西医结合治疗慢性乙型肝炎提供疗效好、使用安全、依从性佳的新方案。

1　资料与方法

1.1　一般资料

选择 2013 年 7 月—2015 年 8 月在本院肝病中心就诊的 130 例符合湿热蕴结型慢性乙型肝炎轻、中度诊断的患者,随机分为两组。栀蒌汤联合甘利欣胶囊治疗组 65 例,男性 42 例,女性 23 例,平均年龄(32.78±0.93)岁,病程(9.46±0.93)年,诊断轻度 39 例,中度 26 例。甘利欣胶囊治疗组 65 例,男性48 例,女性 17 例,平均年龄(31.85±1.27)岁,病程(8.65±1.23)年,诊断轻度35 例,中度 30 例。

1.2　诊断标准

1.2.1　西医诊断标准

参照 2000 年西安会议制定的《病毒性肝炎防治方案》中关于慢性乙型肝炎的诊断标准,筛选符合轻、中度诊断的病例。①持续阳性超过半年。②临床表现:纳食减退、恶心呕吐、肝区不适、腹胀或身目尿黄等。③肝功能:丙氨酸转氨酶和(或)门冬氨酸转氨酶升高,不超过正常值的 10 倍;和(或)血清总胆红素升高,不超过正常值的 2 倍(从临床安全角度考虑)。④B 超:肝脾无明显异常,或肝脏和(或)脾脏轻度肿大,门静脉和脾门静脉内径无增宽。

1.2.2 中医辨证分型标准

参照 2012 年 1 月中华中医药学会内科肝胆病学组、世界中医药联合学会肝病专业委员会、中国中西医结合学会肝病分组制定的《慢性乙型肝炎中医诊疗专家共识》中证属湿热蕴结型标准,具体如下:主症:①身目黄染,黄色鲜明;②小便黄赤;③口干苦或口臭;④舌苔黄腻。次症:①脘闷,或纳呆,或腹胀;②恶心或呕吐;③大便秘结或黏滞不畅;④胸胁胀;⑤脉弦滑或滑数。凡具备主症中 2 项加次症 2 项,可定为本证。

1.3 排除标准

①患者有长期大量饮酒史或近 3 个月内服损肝药物史。②合并其他肝炎病毒感染者。③合并严重心、脑、肾疾病者及自身免疫性疾病者。④同时运用拉米夫定、阿德福韦或干扰素抗病毒治疗者。⑤妊娠或准备妊娠的妇女。⑥年龄未满 14 岁者。⑦未按规定服药,无法判断疗效或资料不全等影响疗效或安全性判断者。

1.4 中医症状量化分级

参照 2002 年《中药新药临床研究指导原则》中湿热蕴结型慢性乙型肝炎症状分级量化标准,见表 1。

表 1 湿热蕴结型慢性乙型肝炎症状分级量化标准

症状	轻(+)	中(++)	重(+++)
纳呆	食欲较差,食量减少低于 1/3	食欲不佳,食量减少 1/3～1/2	终日不欲进食,食量减少 1/2
胁胀	胁肋隐隐作痛,不影响正常工作	胁肋疼痛较重,影响生活	胁肋疼痛剧烈,难以忍受
脘闷	食后脘闷腹胀,0.5 h 内自行缓解	食后脘闷腹胀,2 h 内自行缓解	整日脘闷腹胀
苔黄腻	薄黄腻	黄腻	黄厚腻
目黄	色淡黄	色黄	色深黄

1.5 治疗方法

①栀蒌汤联合甘利欣胶囊治疗组,以栀蒌汤水煎服,每日 1 剂,分 2 次口

服,同时甘利欣胶囊口服,150 mg,每日 3 次;甘利欣胶囊治疗组,甘利欣胶囊口服,150 mg,每日 3 次,疗程为 1 个月。②栀荬汤由栀子根 40 g、菝葜 20 g、黄花草 20 g、半枝莲 15 g、柴胡 6 g、郁金 10 g、茯苓 20 g、猪苓 15 g、泽泻 15 g、白术 10 g、炙甘草 5 g 等组成。③随证加减:黄疸明显者,可加大黄、绵茵陈、白花蛇舌草、半边莲等;乏力纳差腹胀便溏者,可加黄芪、玉米须、薏米仁等;恶心欲呕者,可加陈皮、半夏、厚朴等;肝脾肿大或舌质紫暗者,可加桃仁、莪术、丹参、鳖甲等。

1.6　疗效判定标准

①临床疗效判定标准:参照 1992 年中医药学会内科肝病专业委员会制定的《病毒性肝炎中医疗效判定标准》。显效:肝功能复常,主次症消失占半数以上或好转占 2/3 以上。好转:肝功能较原值下降一半以上,主次症消失占 1/3 以上,或好转占半数以上。无效:未达上述标准者。②中医主要症状疗效判定标准:参照 2002 年《中药新药临床研究指导原则》。显效:纳呆、胁胀脘闷、苔黄腻、目黄症状消失。好转:纳呆、胁胀脘闷、苔黄腻、目黄症状改善,分级减少 1 级以上。无效:达不到上述标准者。③病情恶化,终止治疗的病例做无效处理。

1.7　统计学分析

计数资料用秩和检验及 χ^2 检验,计量资料用 t 检验。数据统计分析均运用 SPSS 17.0 统计软件。

2　结　果

2.1　两组一般资料比较

两组一般资料(包括性别、年龄、病程等)差异无显著性($p > 0.1$),不具有统计学意义,具有可比性。

2.2　不良反应

本研究中,栀荬汤在治疗过程中未发现不良反应。甘利欣胶囊有 3 例于治疗后数天出现头晕,血压升高,患者无法耐受终止治疗。

2.3 临床疗效

由表 2 可见,两组间疗效有显著性差异($Z = -3.130, p = 0.002$,秩和检验)。

表 2 两组湿热蕴结型慢性乙型肝炎治疗后临床疗效比较[例(%)]

组别	例数	显效	好转	无效	总有效率
栀蒌汤联合甘利欣胶囊组	65	40(61.54)	21(32.31)	4(6.15)	93.85%
甘利欣胶囊组	65	29(44.62)	10(15.38)	26(40.00)	60.00%

2.4 对中医症状的影响

由表 3 可见,栀蒌汤联合甘利欣胶囊组能改善纳呆、胁胀脘闷、苔黄腻等症状,与甘利欣胶囊组有显著性差异($p < 0.01$,秩和检验);而目黄的改善与甘利欣胶囊组无显著性差异($p > 0.05$,秩和检验)。

表 3 两组湿热蕴结型慢性乙型肝炎治疗后中医症状有效率比较[例(%)]

症状	栀蒌汤联合甘利欣胶囊组				甘利欣胶囊组			
	例数	显效	好转	无效	例数	显效	好转	无效
纳呆	58	35(60.35)	22(37.93)*	1(1.72)*	50	14(28.00)	19(38.00)	17(34.00)
胁胀脘闷	45	27(60.00)*	18(40.00)*	0(00)	40	12(30.00)	12(30.00)	16(40.00)
苔黄腻	60	36(60.00)*	13(21.67)*	11(18.33)	51	11(21.57)	19(37.25)	21(41.18)
目黄	22	9(40.91)	9(40.91)	4(18.18)	23	9(39.13)	9(39.13)	5(21.74)

注:* $p < 0.01$。

2.5 对肝功能各指标的影响

由表 4 可见,两组均能改善丙氨酸转氨酶、门冬氨酸转氨酶、血清总胆红素等指标,治疗前后有显著性差异($p < 0.01$,配对样本 t 检验);两组间疗效有显著性差异($p < 0.05$,两样本 t 检验)。

表4　两组湿热蕴结型慢性乙型肝炎治疗前后肝功能变化的比较($\bar{x}\pm s$)

指标	栀蒌汤联合甘利欣胶囊组（65 例）		甘利欣胶囊组（65 例）	
	治疗前	治疗后	治疗前	治疗后
丙氨酸转氨酶/ (IU/L)	161.12±80.48	57.12±37.96[#]	163.15±80.80	101.26±86.44[#]
门冬氨酸转氨酶/ (IU/L)	140.57±74.39	51.23±35.71[#]	139.60±72.80	91.82±81.67[#]
血清总胆红素/ (μmol/L)	24.42±13.34	12.22±8.99[#]	24.68±13.69	16.03±7.55[#]

注：与治疗前比较，[#]$p<0.01$。

3　讨　论

慢性乙型肝炎属于中医学"黄疸""胁痛""积聚"等范畴,早在《黄帝内经》中就对此病的临床表现有详细的记载,后世医家对本病的研究亦不断发展,积累了丰富的诊疗经验,如茵陈蒿汤、甘露消毒丹等治疗黄疸方一直沿用至今。现代中医根据古代医家的认识,以及"疫气""杂气"致病理论,形成了对慢性乙型肝炎病因病机的认识,湿热毒邪致病,即毒邪学说已成为共识。在此基础上又有所发展,盛国光认为慢性乙型肝炎病情迁延反复,缠绵难愈,常法难以取效,与"痰"的病理特点相合,且久病入络入血,而致气血不畅,瘀血停滞,由此认为慢性乙型肝炎的病因病机当责之毒、痰和瘀[2]。临床上也多从邪实立论,倾向于以苦寒药物加强清热解毒利湿,祛邪外出。随着对慢性乙型肝炎的深入了解,正虚学说形成。现代医学研究表明,HBV 感染早期特异性 T 细胞应答强度和质量决定感染的发展方向,慢性乙型肝炎患者体内缺失或仅有微弱的细胞毒性 T 细胞(cytotoxic T lymphocytes,CTL)应答,致HBV 感染慢性化[3]。现代中医各家从中医角度对此多有论述,如张建国认为乙肝发病重要因素在于正气虚弱,免疫功能低下,不能抵御病毒的侵袭,感邪之后亦难以清除病毒而痊愈;病邪羁留日久,病情反复又进一步损伤正气[4]。梅国强认为外因由感受湿热疫毒,内因则和正气亏虚、内伤不足有关,而内外因相互关联,正虚是发病的基础,湿热疫毒是致病的外因,两者相互作用,病乃孳生[5]。故本病病机多为本虚标实,虚实夹杂。本为脾土亏虚,标为湿热内蕴。治疗上宜以清热化湿解毒为主,兼以疏肝健脾,固护正气,不可过用苦寒之品,以免伤脾败胃,加重损伤人体正气。在肝病的临床治疗中,即使患者无明显脾胃虚弱的表现,亦应适当兼用调理脾胃的药物,确可收到良好的效果,且健脾类药物多有淡渗利湿的作用,使邪有去路,有助于湿热之邪外达。在此理论指导下,组成了栀葜汤,标本兼治,祛邪兼以扶正,效能清热化湿解毒,疏肝健脾。

栀葜汤是本院肝病中心名老中医陈国良教授多年临床经验总结而成。方中栀子根,味苦,性寒,能清热解毒利湿、泻火除烦。《药性论》曰:"通小便,解五种黄病。"菝葜,味甘,性平,归肝肾经,能解毒消肿利湿。二药同为君药,共奏清热利湿解毒之功效。臣药为半枝莲、七寸金,以加强清热解毒利湿之功效,兼以散结化瘀。七寸金为福建地方用药,味微苦、辛,功能清热利湿、解毒消肿,民间常用于治疗黄疸型肝炎。茯苓、猪苓,味甘淡,性平;泽泻性寒,功能泄热,与白术合用,加强健脾、利水渗湿之功效。《本草衍义》曰:"茯苓、茯神,行水之功多,益心脾不可阙也。"佐以柴胡、郁金疏肝解郁。柴胡,味苦辛,性微寒,性能升发,条达肝气而疏肝解郁,《本草正义》曰:"用其凉散,平肝之热。"郁金,味苦辛,性寒,尚能利胆退黄,活血止痛,与茵陈、山栀配伍可增强利胆退黄之功效。茯苓、猪苓、白术、柴胡和郁金共为佐药,效能疏肝健脾。炙甘草味甘,调和诸药,为使药。全方君臣佐使配伍协调,共奏清热化湿解毒、疏肝健脾之功效。

本研究结果表明:栀葜汤联合甘利欣胶囊对湿热蕴结型轻中度慢性乙型肝炎有较好的疗效,有效改善中医症状,使用安全,为中西医结合治疗慢性乙型肝炎提供有效途径,值得进一步开发研究;慢性乙型肝炎的中医病因病机特点为本虚标实,虚实夹杂,本为脾土亏虚,标为湿热内蕴,治宜祛邪扶正、标本兼治。

参考文献

[1]中华医学会肝病学会分会,中华医学会传染病学会分会.慢性乙型肝

炎防治指南(2010年版)[J/CD].中国医学前沿杂志(电子版),2011,3(1):66-82.

[2]盛国光.慢性乙型肝炎中医病因病机的探讨[J].中西医结合肝病杂志,1997,7(2):126-127.

[3]张朝曦,刘平华,葛文华,等.慢性乙型肝炎免疫耐受的机理和中医药免疫调节治疗[J].四川中医,2009,27(3):22-24.

[4]张建国.补法在慢性乙型肝炎治疗中的应用[J].上海中医药杂志,2000,34(4):28-29.

[5]梅强国.乙型肝炎的中医治疗[M].北京:科学技术文献出版社,1995:53.

五、辨病与辨证相结合治疗慢性乙型肝炎的组织学基础[*]

吴　丽　张如棉　陈国良

（厦门市中医院肝病中心，厦门 361009）

摘要：目的：探讨慢性乙型肝炎（CHB）患者中医证型与肝组织学改变的关系，揭示中医"证"的本质，指导临床抗病毒治疗。方法：对 705 例经肝穿活检证实的 CHB 患者进行中医辨证分型，探讨中医证型与肝脏组织学改变的相关性。结果：①中医辨证分型：属肝胆湿热型 245 例（34.8%），肝郁脾虚型 206 例（29.2%），瘀血阻络型 184 例（26.1%），肝肾阴虚型 43 例（6.1%），脾肾阳虚型 27 例（3.8%）。②肝脏炎症程度分级：肝郁脾虚型主要为 G1（33.0%）、G2（57.8%）；肝胆湿热型主要为 G2（49.8%）、G3（36.3%）；瘀血阻络型主要为 G3（48.4%）、G4（40.7%）；肝肾阴虚型主要为 G3（48.8%）；脾肾阳虚型主要为 G1（37%）、G2（40.8%）。③肝脏纤维化分期：肝郁脾虚型、肝胆湿热型、脾肾阳虚型主要为 S1（81.0%、56.7%、40.8%）；肝肾阴虚型主要为 S3（32.6%）；瘀血阻络型主要为 S3（51.6%）、S4（23.4%）。结论：①CHB 肝脏组织学改变与中医证型有显著相关性。肝郁脾虚型及肝胆湿热型患者肝组织学改变较轻，随着病情进展，肝脏损害逐渐加重，最终多表现为瘀血阻络型和肝肾阴虚型。②肝肾阴虚型及瘀血阻络型患者肝组织学改变显著，在辨证论治的同时应给予抗乙肝病毒治疗。

关键词：慢性乙型肝炎；中医证型；肝脏活组织检查；组织学

本研究对临床 705 例中医证型典型、肝穿组织取材完整的 CHB 病例进行整理与分析，探讨 CHB 中医辨证分型与肝脏组织学改变之间的相关性，将宏观与微观有机结合，运用现代医学手段揭示中医"证"的本质，并指导临床

---

* 原载于《中西医结合肝病杂志》2011 年第 4 期第 201-202,220 页，略有改动。

治疗。现报告分析如下。

1 资料与方法

1.1 一般资料

所有病例均为厦门市中医院肝病中心 2000 年至 2010 年肝穿活检患者,从 8000 余例中筛选出 705 例,严格按照中、西医诊断标准(西医诊断标准参照《慢性乙型肝炎防治指南》[1],中医诊断标准参照《病毒性肝炎中医疗效判定标准(试行)》[2])纳入病例。其中男 451 例,女 254 例,年龄 18～55 岁,肝郁脾虚型 206 例,肝胆湿热型 245 例,瘀血阻络型 184 例,肝肾阴虚型 43 例,脾肾阳虚型 27 例。

1.2 病理诊断

肝组织活检在超声引导下用美国 DARD 自动活检枪配以 18G 切割针经皮肝穿刺,标本长 2 cm,包含至少 6 个汇管区,中性甲醛固定、石蜡包埋、组织切片、苏木素-伊红常规染色(H&E)、网状纤维嗜银染色及免疫组化染色,由两名主治以上病理诊断医师按照双盲法在显微镜下阅片,参照《病毒性肝炎防治方案》[3]中分级分期病理诊断标准进行病理诊断。

1.3 统计学方法

运用 SPSS 11.0 统计软件分析资料,采用秩和检验。

2 结果

2.1 CHB 中医证型与肝脏炎症程度分级(G)的关系

结果见表 1。CHB 中医不同证型患者存在不同程度的肝脏炎症损害,肝郁脾虚型及脾肾阳虚型主要为 G1、G2;肝胆湿热型主要为 G2、G3;肝肾阴虚型主要为 G3;瘀血阻络型主要为 G3、G4。

表 1 不同中医证型患者肝脏炎症程度分级(G)比较[n(%)]

证型	n	G1	G2	G3	G4
肝郁脾虚	206	68(33.0)	119(57.8)	18(8.7)	1(0.5)

续表

证型	n	G1	G2	G3	G4
肝胆湿热	245	13(5.3)	122(49.8)	89(36.3)	21(8.6)
瘀血阻络	184	7(3.8)	13(7.1)	89(48.4)	75(40.7)
肝肾阴虚	43	3(7.0)	9(20.9)	21(48.8)	10(23.3)
脾肾阳虚	27	10(37.0)	11(40.8)	4(14.8)	2(7.4)

注:$\chi^2 = 282.784$,$p < 0.01$,中医证型与炎症程度分级(G)显著相关。

2.2 CHB 中医证型与肝脏纤维化程度分期(S)的关系

结果见表 2。CHB 中医证型与肝脏纤维化程度存在一定的相关性,肝郁脾虚型、肝胆湿热型、脾肾阳虚型主要为 S1;肝肾阴虚型主要为 S3;瘀血阻络型主要为 S3、S4。

表 2 不同中医证型患者肝脏纤维化程度分期(S)比较[n(%)]

证型	n	S0	S1	S2	S3	S4
肝郁脾虚	206	10(4.8)	167(81.1)	27(13.1)	2(1.0)	0(0)
肝胆湿热	245	1(0.4)	139(56.7)	68(27.8)	34(13.9)	3(1.2)
瘀血阻络	184	1(0.5)	9(4.9)	36(19.6)	95(51.6)	43(23.4)
肝肾阴虚	43	3(7.0)	11(25.6)	9(20.9)	14(32.6)	6(13.9)
脾肾阳虚	27	6(22.2)	11(40.8)	6(22.2)	3(11.1)	1(3.7)

注:$\chi^2 = 326.128$,$p < 0.01$,中医证型与纤维化程度分期(S)显著相关。

3 讨论

目前一致认为抗病毒治疗是 CHB 治疗的关键,病毒的长期抑制乃至根除能有效地防治肝炎的复发,降低肝硬化、肝衰竭、肝癌的发生率。抗病毒的疗效与肝脏的炎症程度呈正相关[4],目前抗病毒治疗适应证与血清 HBV-DNA 载量、ALT 水平及肝脏组织学改变相关,而组织学改变最能直接反映肝脏损伤程度,被临床视为"金标准";但肝穿组织活检为创伤性检查,患者依从性、重复性差,临床应用受限,难以普及。整体观是中医理论的核心及精髓,

"有诸内必形诸外"，因此探讨中医证型与肝脏组织学改变之间的关系，以揭示中医"证"的本质并指导临床诊治是多年来研究的热点。

我们的研究结果显示，CHB患者以肝郁脾虚型及肝胆湿热型为主，占64.0%，肝脏炎症程度（以G1、G2为主）及纤维化程度（以S1为主）均相对较轻，提示疾病以湿热内蕴中焦，脾失健运，肝失疏泄为主要病机，治疗上以清热疏肝健脾为主法，与张国良等[5]报道一致。随着病情进展，肝脏损害进一步加重，中医辨证以瘀血阻络型为主，肝脏病理亦表明其炎症程度及纤维化程度均为最高，提示此类患者存在肝纤维化、肝硬化之倾向及可能性，此结论与张国良等[5]、肖和杰[6]等报道相符合。临床治疗上，我们强调对瘀血阻络型患者要加强理气活血、软坚散结，加强抗肝纤维化治疗，对此中医药具有一定优势，且临床疗效显著。与此同时，我们更强调积极有效及个体化的抗病毒治疗，临床已证实抗病毒治疗可以有效改善肝脏组织学。对此型患者特别是肝硬化患者来说，宜选择高效、耐药率低的抗HBV药物，规范用药，提高患者依从性，有效减少病毒耐药变异所致的"二次打击"。由此看来，对瘀血阻络型患者而言，肝穿活检明确病理诊断显得尤其重要和必要。

研究发现肝肾阴虚型患者所占比例小，但肝脏病理损伤程度相对偏重，此与聂广等[7]报道相符。在肝肾阴虚型患者中，肝脏炎症程度分级G2（含G2）以上者，占93%，纤维化程度分期S2（含S2）以上者，占67.4%，因此对此型患者在辨证论治基础上，应尽量予以肝穿活检明确病理诊断，并进行抗病毒治疗。

本研究通过大样本的分析，科学地揭示了CHB患者中医证型与肝脏组织学之间的相关性。研究结果显示：肝郁脾虚与肝胆湿热型患者肝脏组织学损害较轻；肝肾阴虚与瘀血阻络型患者肝脏组织学损害较重。因此，笔者认为应将中医证型属肝肾阴虚型及瘀血阻络型的CHB纳入临床抗病毒治疗的适应证，只要条件允许，就应进行规范的抗病毒治疗。

参考文献

[1]中华医学会肝病学会分会，中华医学会传染病学会分会.慢性乙型肝

炎防治指南(2010 年版)[J].中国预防医学杂志,2011,12(1):1-15.

[2]中国中医药学会内科肝病专业委员会.病毒性肝炎中医疗效判定标准(试行)[J].中医杂志,1992,33(6):53.

[3]中华医学会传染病与寄生虫病学分会,肝病学分会.病毒性肝炎防治方案[J].中华肝脏病杂志,2000,8(6):324-329.

[4]慢性乙型肝炎病毒治疗专家委员会.慢性乙型肝炎抗病毒治疗专家共识[J].中华实验和临床感染病杂志(电子版),2010,4(1):82-91.

[5]张国良,吴其恺,林巧,等.260 例慢性乙型肝炎中医证型与肝组织病理改变的相关性研究[J].中国中西医结合杂志,2007,27(7):613-615.

[6]肖和杰,李平,张佳光,等.慢性乙型肝炎患者中医证型与肝脏病理改变肝内Ⅳ型胶原定量分析研究[J].中西医结合肝病杂志,1999,9(5):7-9.

[7]聂广,俞伟,盛国光,等.慢性乙型肝炎辨证分型与肝脏病理及其胶原含量的关系[J].中西医结合肝病杂志,2000(S1):18-19.

六、无症状 HBV 携带者血清 HBV-DNA 水平与
肝组织炎症活动度的关系[*]

陈国良　吴　丽

（厦门市中医院肝病中心，厦门 361009）

摘要：目的　探讨无症状 HBV 携带者（AsC）肝脏病理损害程度与血清 HBV-DNA 水平的关系。**方法**　对 139 例 AsC 于超声引导下采用美国生产的 DARD 自动活检枪经皮肝穿刺行病理学检查；HBV-DNA 用 PCR 测定。**结果**　139 例 AsC 中 G1 者 94 例，G2 者 26 例，G3 者 19 例，无 G0 和 G4 者；血清 HBV-DNA 水平与肝组织炎症活动度间无显著性差异（$p > 0.05$）；HBeAg 阴性组 G3 者所占比例大于 HBeAg（＋）组（$p = 0.019$）。**结论**　AsC 肝脏均有不同程度损害，其损害程度与 HBV-DNA 水平无相关性。

关键词：无症状 HBV 携带者；肝脏组织学改变

对 139 例无症状 HBV 携带者（AsC）肝脏穿刺组织学改变进行分析，现报道如下。

一、资料与方法

（一）临床资料

2000 年至 2004 年我院门诊及住院 AsC 139 例，男性 118 例，女性 21 例，年龄 5～64 岁，平均 30.5 岁。纳入标准：HBsAg 持续阳性 6 个月以上，血清 HBV-DNA≥1×10^3 拷贝/毫升，无肝病相关症状和体征，B 超检查肝脾无明显异常，血清谷丙转氨酶、总胆红素、白蛋白、球蛋白均正常者。剔除标准：①合并其他肝炎病毒感染者；②合并严重心、脑、肾疾病者及自身免疫性疾病

---

* 原载于《实用肝脏病杂志》2006 年第 8 卷第 3 期第 132-133 页，略有改动。

者;③曾经应用拉米夫定、阿德福韦或干扰素抗病毒治疗者。

(二)观察方法

常规检测肝功能和 HBV 血清标志物;肝功能由美国贝克曼公司生产的全自动生化仪检测;HBV 血清标志物用酶联免疫法,试剂盒由英科新创(厦门)科技有限公司提供。血清 HBV-DNA 采用 PCR 法检测,试剂盒由中山大学达安基因股份有限公司提供,阴性参照值<1000 拷贝/毫升。肝组织活检在超声引导下用美国 DARD 自动活检枪配以 18G 切割针经皮肝穿刺,标本长 2 cm,包含至少 6 个汇管区,甲醛固定送病理常规检查,肝脏炎症活动度参照 2000 年 9 月中华医学会西安会议制定的《病毒性肝炎防治方案》中关于慢性肝炎的组织病理学诊断标准[1]。

(三)统计学

处理方法采用 SPSS 10.0 统计软件。

二、结　果

(一)肝脏炎症活动度

139 例 AsC 中,G1 者 94 例,G2 者 26 例,G3 者 19 例。

(二)血清 HBV-DNA 水平与肝脏炎症活动度间的关系。

3 组不同血清 HBV-DNA 水平之间,其肝脏炎症活动度无显著性差异($p>0.05$)(表 1)。

表 1　血清 HBV-DNA 水平与肝组织炎症活动度的关系

HBV-DNA/(拷贝/毫升)	例数/%	G1/%	G2/%	G3/%
$<1.0\times10^5$	40(28.78)	25(17.98)	6(4.32)	9(6.47)
$1.0\times10^6\sim1.0\times10^7$	42(30.21)	27(19.42)	10(7.19)	5(3.60)
$>1.0\times10^7$	57(41.01)	42(30.22)	10(7.19)	5(3.60)
合计	139(100)	94(67.62)	26(18.71)	19(13.67)

(三)HBeAg(－)组与 HBeAg(＋)组肝脏炎症活动度比较

HBeAg(－)组 G3 者所占比例高于 HBeAg(＋)组,两组炎症活动度间有显著性差异($p<0.05$)(表2)。

表2 HBeAg(一)组与 HBeAg(十)组肝脏炎症活动度的比较

指标	例数/例	G1/%	G2/%	G3/%
HBeAg(一)	30	19(63.34)	4(13.33)	7(23.33)*
HBeAg(十)	109	76(69.73)	22(20.18)	11(10.09)

注:与 HBeAg(十)组比,$\chi^2=5.5$,*$p<0.05$。

三、讨 论

我国现有 AsC 是近 1.2 亿,目前对于 AsC 多予定期复查,密切随访。有研究表明,AsC 是一个广泛的群体,有着不同的病毒复制状态和宿主免疫状态[2],其肝脏组织病理学改变亦可从无改变、轻微病变至肝硬化[3]。对 AsC 者病毒水平与肝脏病理改变之间的关系,迄今尚无定论,值得进一步深入研究。

AsC 并非完全"健康携带者"。既往研究表明,AsC 肝活体组织检查正常者约 10%,非特异性反应性炎症 45%,不同程度的慢性肝炎约 45%,其中个别已是肝硬化[2]。本组资料显示,AsC 肝脏存在不同程度的病理损害,139 例中 G2 以上者有 45 例(32%),提示临床上对 AsC 仍应积极提倡行肝穿病理学检查以明确其是"非炎症性病毒携带者",抑或是"亚临床乙型肝炎",从而采取不同的治疗措施。

慢性乙型肝炎的发病机制主要是 HBV 诱导 T 淋巴细胞与人白细胞抗原(HLA)双识别所致的免疫损伤,血清 HBV-DNA 水平与肝病理学改变并无直接相关性,本研究结果支持这一论点。

一般认为,血清 HBV-DNA(十)、HBeAg(一)为 HBV-DNA 前 C/C 区变异所致,大多系 nt1896G→A 点突变。研究证明此类变异株较野生株对机体有更为严重的肝损性,患者的肝炎活动度、肝硬化乃至肝癌的发生均与之相关[4]。其机制考虑如下:①HBeAg 的缺失使 T 细胞更易接近肝细胞膜上的 HBcAg,产生较强的免疫攻击引起严重肝损害;②变异病毒产生截短的前 C

肽,成为可被 T 细胞识别的靶抗原;③变异株本身可能具有致细胞病变作用[7]。本组资料也显示 HBeAg(一)者其肝组织炎症活动度较 HBeAg(+)者重,提示 HBV-DNA(+)/HBeAg(一)AsC 的预后较差,应动态监测其病情演变,并及时进行干预性治疗。

参考文献

[1]中华医学会传染病与寄生虫病分会、肝病学分会.病毒性肝炎防治方案[J].传染病信息,2000,13(4):141-150.

[2]骆抗先.乙型肝炎基础和临床[M].2 版.北京:人民卫生出版社,2003:315-318.

[3]张泰和,钱源澄,李锡寿,等.乙型肝炎病毒表面抗原无症状携带者肝穿组织学的研究[J].中华内科杂志,1985,24(7),388-391.

[4]王小飞,刘华瑞,王锦蓉,等.乙型肝炎和肝癌患者乙型肝炎病毒前 C 区 1896 位点突变的研究[J].中华传染病杂志,1996,14(1):11-14.

[5]肖宏,王冯滨,徐俊,等.HBV 变异的检测及临床[J].中国免疫学杂志,2002,18(5):366-368.

[6]BAUMERT T F,ROGERS S A,HASEGAWA K,et al.Two core promotor mutations identified in a hepatitis B virus strain associated with fulminant hepatitis result in enhanced viral replication[J].Journal of Clinical Investigation,1996,98(10):2268-2276.

[7]余为民.乙型肝炎病毒变异与重症肝炎关系探讨[J].肝脏,2004,9(2):121-122.

第四节　其　他

一、康氏黄疸合剂联合清开灵治疗戊肝 108 例疗效观察[*]

陈国良　陈志杰　吴晓鹭

（厦门市中医院，厦门 361001）

我们从 1996 年 1 月—1997 年 8 月用院制康氏黄疸合剂联合清开灵治疗戊型肝炎 108 例，取得较好疗效，现报告如下。

1　临床资料

1.1　病例选择

按 1995 年 5 月北京《第 5 次全国传染病寄生虫学术会议》修订的病毒性肝炎诊断标准确诊为戊型肝炎共 166 例住院患者，年龄 16～76 岁，平均 41 岁，发病至入院 1～11 天，肝功能 ALT（1079.31±781.61）IU/L，TBIL（135.63±13.14）μmol/L。对照组 58 例，男 46 例，女 12 例，年龄 17～72 岁，平均 42 岁，发病至入院时间 2～12 天，肝功能 ALT（1273.02±741.06）IU/L，TBIL（121.24±74.00）μmol/L。两组在性别、年龄、病程、症状及肝功能等方面皆有可比性（$p>0.05$）。重症肝炎、妊娠合并肝炎不作为观察对象。

1.2　治疗方法

治疗组用本院自制的康氏黄疸合剂 50 mL 口服 Tid，配合清开灵注射液（南京金陵制药厂生产）60 mL＋10% G·S500 mL 静滴 Qd；对照组用甘利欣注射液（连云港东风制药厂生产），150 mg 静滴，G-I-K 液 250 mL 静滴 Qd。两组均可酌用肝泰乐，V_BC_O，V_C，V_E，等。观察 2 个月内临床症状、体征和肝

---

* 原载于《实用中西医结合杂志》1998 年第 11 卷第 20 期第 1895 页，略有改动。

功能变化。

1.3 疗效判定

治愈:用药后 1 个月内临床症状体征消失,肝功能恢复正常。有效:用药后 2 个月内症状体征消失,肝功能异常比治疗前恢复≥3/4 者。无效:治疗后未达到有效指标者。

2 结 果

观察结果提示,两组在乏力、纳差、黄疸、肝肿大等主要临床表现疗效相近(表1)。

表 1 两组治疗前后症状体征治愈率比较

项目		乏力	纳差	黄疸	肝肿大
治疗组	治疗前/例	103	101	98	56
治疗组	治疗后/例	22	12	14	11
治愈率/%		8.64	88.11	85.71	80.35
对照组	治疗前/例	52	51	55	20
对照组	治疗后/例	11	10	9	4
治愈率/%		8.88	80.39	83.63	80.00
p		>0.05	>0.05	>0.05	>0.05

由表 2 可知,治疗组在血清 ALT 复常率、总有效率及 TBIL 复常率方面疗效优于对照组。TBIL 中无黄疸型肝炎,不列入统计。

表 2 两组肝功能疗效比较[%(n/N)]

指标	治疗组	ALT 对照组	治疗组	TBIL 对照组
复常率	88.89(96/108)△	74.14(43/58)	82.35(84/102)*	62.50(35/56)
有效率	7.41(8/108)	12.07(7/58)	9.80(10/102)	25.00(14/56)
总有效率	96.30(104/108)△△	86.21(50/58)	92.16(94/102)**	87.50(49/56)

注:△$\chi^2=6.02$,$p<0.05$;△△$\chi^2=7.36$,$p<0.05$;* $\chi^2=7.3$,$p<0.05$;** $\chi^2=9.91$,$p>0.05$。

3　讨　论

中医治疗急性黄疸型肝炎多以清热化湿立法,但临床上急黄肝又因其病原学不同而表现有异。戊型肝炎具有黄疸深、病程长,容易出现淤胆的特点[1],其基本病机为湿热内蕴、气滞血阻、胆汁淤积,治疗上宜清热化湿与活血祛瘀同用。我们用本院康氏黄疸合剂和清开灵治疗戊肝,1 个月内治愈率78.80%,总有效率92.16%,与西药对照组相比,在症状体征方面两组疗效相近,而对于降酶退黄,治疗组的疗效则明显优于对照组。

康氏黄症合剂系由我院全国著名老中医康良石教授创制,主要由人字草、蛤壳草、绵茵陈等草药经加工提炼而成,具有清热解毒、利湿退黄的功效,为康老治疗急黄肝的通方,临床应用 30 多年,疗效可靠。清开灵由牛黄、水牛角、栀子等 20 余味中药组成,具有清热解毒、活血通络、利胆、改善微循环、促进肝细胞修复的作用[2]。有人用其治急黄肝显示较好疗效[3]。二方一为口服剂,一为静脉滴剂,前者侧重清热利湿,后者偏于解毒活血,两者相得益彰,对戊型肝炎的治疗尤为适宜,值得进一步推广应用,深入研究。

参考文献

[1]阮冰,马亦林.戊型肝炎临床研究近况[J].国外医学(流行病学传染病学分册),1996,23(2):67-71.

[2]程宝书,周民权,等.新编药性歌括四百味[M].北京:中国中医药出版社,1993:67.

[3]刘长凯,王力生,周丽霞.清开灵治疗急性黄疸型肝炎的对照研究[J].中医杂志,1993,34(12):736.

二、厦门市手足口病疫情分析及中医药诊治体会[*]

唐金模　陈国良

（福建中医药大学附属厦门市中医院，厦门 361001）

关键词：手足口病；厦门；疫情分析；中医药诊治

手足口病（hand-food-mouth disease，HFMD）是由肠道病毒引起的婴幼儿常见传染病之一，最早在 1957 年由新西兰 Seddno 首次报告，1958 年加拿大 Robinson 从患儿粪便和咽拭子标本中分离出柯萨奇病毒，1959 年在英国伯明翰流行时 Alsop 氏等首先提出 HFMD 命名，1969 年由美国首次确认肠道病毒 EV71，1969—1970 年日本曾暴发过大流行。欧洲、美洲和亚洲多个地区相继发生大流行；我国自 1981 年在上海首先报道，其后北京、河北、天津、吉林、山东、湖北、青海、广东、台湾等都有发病，除西藏自治区外，全国均有病例报告。2008 年春季手足口病在我国安徽局部范围引起了大流行，少数重症患儿死亡，引起了政府和社会高度关注，于当年 5 月 2 日把手足口病列入丙类传染病，制定了防治指南，并认识到中医药防治手足口病有明显优势，我们在临床实践中也体会到运用中医药辨证论治普通型的手足口病，确实有良好效果。

手足口病的最常见的病毒为柯萨奇病毒 A16（coxsackievirus 16，Cox A16）和肠道病毒 71（enterovirus 71，EV71）[1]，多发生于 5 岁以下的婴幼儿，临床以发热和手、足、口腔及臀部等部位的皮疹、溃疡为特征[2]。少数患者可引起心肌炎、神经源性肺水肿、无菌性脑膜脑炎等严重并发症，可危及患儿生命。根据我国卫生部的统计数据，2009 年，中国大陆 HFMD 报告病例数 1155525 例，

＊ 国家科技重大专项项目（No.2008ZX10005-013），国家中医药管理局 2009 年中医药行业专项计划项目（No.200907001-3），原载于《中医药通报》2011 年第 10 卷第 1 期第 44-47 页，略有改动。

死亡353例,死亡率30.55/10万[3]。2010年1月1日至7月31日,我国共报告手足口病例1346504例,死亡736例,死亡率54.66/10万,不仅仅发病人数远远超过2009年全年,且病死率为2009年的1.79倍。手足口病疫情并未得到理想的控制,防控形势依然严峻,已成为我国最为严重的传染病疫情之一。2010年3月,我院作为主要参研单位之一,参加国家中医药管理局2009年度传染病行业重大专项"中医药治疗手足口病(普通型)临床方案及诊疗规律研究"科研项目。本文就2010年1月1日—7月31日厦门市手足口病疫情及我院中医药诊治手足口病体会简述如下。

1　疫情概况

1.1　发病率

2010年1月1日—7月31日全市6个区均有报告,共报告3520例手足口病病例,其中重症病例44例,死亡2例(均为EV71阳性);报告发病率为141.37/10万;实验室确诊病例1223例,实验室确诊率34.7%。

1.2　时间分布

时间分布见图1,发病从3月初开始呈逐周上升趋势,第20周报告病例数最多,之后呈下降趋势,各周报告病例数均高于去年同期。

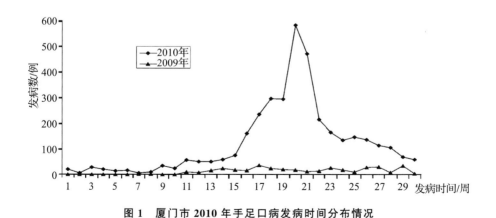

图1　厦门市2010年手足口病发病时间分布情况

1.3 疫情特点

①我市手足口病防控形势仍然比较严峻;②手足口病疫情主要流行于流动人口密集地区;③表现为分布广、疫点多;④婴幼儿比例大,以学龄前散居儿童为主;⑤持续时间长,全年均可发病;⑥与往年比较疫情正处于上升阶段;⑦每年在4月至7月间达到高峰,尤其在第20周前后出现明显的高峰期。

2 病原谱分析

全部3520例临床诊断病例中,2024例送检了肠道病毒,阳性者1223例,送检阳性率60.4%。本文以2024例送检了肠道病毒的病例为对象,对厦门市2010年1—7月手足口病病原谱做简要分析。

2.1 病例与方法

2.1.1 病例来源

全部2024例患儿均为2010年1月1日—7月31日厦门市各医疗机构接诊或收治的手足口病患儿,其中44例为重症型(含死亡2例),其余均为普通型,患儿来源地覆盖厦门全市,包括位于厦门岛内的2个行政区和厦门岛外的4个行政区。临床诊断标准均依照卫生部颁发的《手足口病诊疗指南(2010年版)》所规定的临床诊断标准,即发热伴手、足、口或臀部皮疹。全部病例均有发疹,部分病例无发热。

2.1.2 检测方法

检测单位:厦门市疾病预防控制中心,检测方法是以中山大学达安基因股份有限公司的肠道病毒71型(EV71)核酸检测试剂盒(PCR-荧光探针法)和柯萨奇病毒A组16型(Cox A16)核酸检测试剂盒(PCR-荧光探针法)进行检测,所有检测均在ABI7500型荧光PCR仪上进行,具体操作方法、循环条件和结果判定依照试剂盒使用说明书。

2.2 结果

2.2.1 肠道病毒阳性率

2024例患儿中,1223例肠道病毒阳性,总体阳性率60.4%。其中,EV71阳性率42.6%(863/2024),Cox A16阳性率17.8%(360/2024),未检出EV71

和 Cox A16 同时阳性者。

2.2.2　不同类型标本肠道病毒阳性率

咽拭子肠道病毒阳性率 61.1％(1214/1986)，粪便肠道病毒阳性率 78.1％(121/155)，疱疹液肠道病毒阳性率 12.9％(12/93)，粪便标本阳性率较高，疱疹液标本阳性率最低($\chi^2 = 108.269, p = 0.000$)。

2.2.3　肠道病毒谱分析

全部 1223 例肠道病毒阳性者中，EV71 阳性者 863 例，构成比 70.6％；Cox A16 阳性者 360 例，构成比 29.4％，提示 EV71 是 2010 年 1—7 月厦门市流行的手足口病优势病原体。

2.2.4　不同病程日肠道病毒阳性率

第 1 病程日阳性率 3.9％(78/2024)，第 2 病程日 29.2％(592/2024)，第 3 病程日 21.2％(430/2024)，第 4 病程日以后 6.1％(123/2024)，提示第 2 和第 3 病程日肠道病毒阳性率较高($\chi^2 = 703.663, p = 0.000$)。

2.3　特点分析

第一，引起手足口病的肠道病毒有 20 多个血清型，如 Cox A4 型、Cox A5 型、Cox A7 型、Cox A9 型、Cox A10 型、Cox A16 型、Cox B2 型、Cox B5 型、Cox B13 型、埃可病毒和 EV71 等，其中以 EV71 型及 Cox A16 最为常见，但不同地区，或同一地区每年流行的病毒型别并非固定，而是常有改变[4,5]；再者，尽管肠道病毒的理化和生物学特性相似，但毕竟不同的肠道病毒其致病力等生物学特性各异，如重症患者和病死者中，多数患者感染的肠道病毒是 EV71[6]。因此，了解某时期、某地手足口病病原谱，对指导制订防治方案、科学防控手足口病以及重症病例预警等均有实际意义。第二，结果显示，EV71 是厦门市 2010 年 1—7 月手足口病的优势病原体，在临床诊断病例中阳性率高达 42.6％，占肠道病毒谱构成高达 70.6％，这种病原谱特征与 2008 年江苏省[7]、2008 年广州市[8]和 2008—2009 年广东省[9]手足口病病原体分布特征相似，也与全国范围内手足口病病原谱特征一致。本组患者中，未检测到 EV71 和 Cox A16 同时感染，这一病原谱特征有别于我国其他省份和地区[6-9]，这一特征的流行病学意义和临床意义尚待进一步研究。第三，本组资料中,手足口病临床诊断病例肠道病毒阳性率(实验室确诊率)较高,至34.7%(1223/3520),显著高于2009年全国平均1.69%的实验室确诊率和部分兄弟医疗机构的实验室确诊率[7-9]。其原因可能有:①随着手足口病相关知识在医护人员中普及和深入,临床诊断效率提高了;②肠道病毒检出率在第2病程日最高[7],本文病例中,49.1%(993/2024)的病例是在病程第2和第3日采集标本;③本组资料标本送检率较高。因此,应该尽可能在第2和第3病程日采集标本,最好在不同病程日多次采集标本送检,并进一步提高标本送检率,以提高临床诊断病例的实验室确诊率。

3 中医药诊治体会

中医古代文献中没有手足口病的专门记载,但在宋代《小儿药证直诀》中载有"其疮出有五名,肝为水疱,以泪出如水,其色青小。""病疱者,涕泪俱少,臂胞中容水,水去则瘦故也。"基本概括了本病的疱疹特点。后世温病学派将皮疹类疾病列为温病的重要内容。故目前国内学者多数认为本病当归属中医"时疫""春温""温病""湿温"范畴[10]。《温病条辨·解儿难》指出:"小儿肤薄神怯,经络脏腑嫩小,邪之来也,势如奔马,其传变也急如掣电。"故有极少手足口病患儿起病即见气分证候,甚则出现气营两燔,或热陷心包等重危证。

3.1 对本病病机转归特点的认识

中医学认为,手足口病是外感时邪疫毒与肺、心、脾经内蕴湿热(毒)相搏,"随其虚处而所著",外泄郁结肌表所致。肺主表,人身之华盖,风、湿、疫邪首犯肺卫,肺气失宣,上逆则咳嗽,窍道不利则鼻塞流涕,邪正交争则发热;脾主肌肉四肢,运化水湿及水谷精微,时疫之邪与脾经内蕴湿热相搏结,外泄于体表,则可在其病变经气循行部位(手太阴肺经、手厥阴心包经、手少阴心经、足太阴脾经)见手、足、口红斑或疱疹;咽喉为胃之门户,时疫之邪与内蕴湿毒相搏结,上蒸口腔、咽喉,故口腔黏膜、咽喉见疱疹或溃疡;舌为心之苗,足太阴脾经上行挟咽,连舌本,散舌下,心脾两经湿热与邪毒循经上犯,则见舌面疱疹。若毒热炽盛,内犯气营,则患儿热重而疱疹密集,根盘红晕显著。

3.2　临床辨证用药体会

厦门地区地处我国东南沿海,常年气候以湿为重,一旦气候转暖则出现湿热交蒸而酿生本病。小儿为稚阴稚阳之体,受邪易从热化,故辨证以湿热为主。春季以湿为重,多见舌质红或淡红,舌苔黄腻或白腻,指纹多浮红或浮紫;4月后气温渐高,热象渐显,症多见高热,舌质红,苔黄腻,指纹多浮红或沉紫。下面依据卫生部《手足口病诊疗指南(2010年版)》中医辨证治疗手足口病普通病例的分型并结合厦门地区的病例特点,现将中医辨证治疗普通型手足口病经验总结如下。

3.2.1　肺脾湿热证

此类患儿多症见低热,鼻塞流涕,咳嗽,口痛厌食,口腔内可见充血性小疱疹或溃疡,位于舌、颊黏膜及硬腭等处最多,手足掌背有斑丘疹,舌质淡红,苔薄微腻,指纹红紫。病因多为外感温热病毒和时邪疫毒。温热病毒和时邪疫毒多从口鼻而入,自鼻而入者,先犯肺卫,肺气失宣,出现肺卫表证;从口而入者,先犯脾胃,出现纳运失调等脾系症状。由于时疫外邪,从口鼻而入,内引伏蕴之湿热,邪正交争,发于肌表,故表现为肺卫症状,因邪毒尚未太甚,故仅低热,出疹亦不多,仅见手足部,舌淡红,苔微腻,指纹浮紫,为毒邪郁于肺卫兼挟湿之表证。因湿热疫毒郁于肺卫,其时疫疹初现,透而未彻,宜辛凉解表,助疹透发,即"在卫,汗之可也"之意,疹透则邪有外达之路。疫毒挟湿,又宜辅以清热化湿,使湿热分消,不致胶结,如是则表解、热清、湿化。故治以辛凉解表、清热化湿为主。选用银翘散合六一散加减。常用金银花、连翘、淡竹叶、薄荷、荆芥、牛蒡子、大青叶、薏苡仁、滑石、甘草。咽痛甚者,加元参、射干;口渴甚者,加花粉;舌苔腻而白可加藿香、香薷。临证中对湿重热轻之证,见四肢困顿、纳呆厌食、大便溏薄等兼证者,可视其湿热之偏重,选用三仁汤或甘露消毒丹加减。

3.2.2　湿热郁蒸证

此类患儿多症见高热,烦渴,口痛,流涎,小便黄赤,大便干结,手、足部丘疹较多,臂、腿及臀部亦出现且多数发展为疱疹,以灌浆疱疹为主,圆形或椭圆形,较水痘少,局部瘙痒,渗液,口腔溃疡,吞咽疼痛,舌红,苔黄腻,指纹紫暗。由于患儿素有脾胃湿热蕴伏,复加湿疫毒邪入侵,两者互加,湿热毒气,熏蒸交结,留恋气分不解,外发肌肤,上炎于口,缘脾主四肢,开窍于口也。以疱疹为主,乃湿热之象。高热烦渴,溺黄便干,舌红苔黄腻,指纹紫暗为湿热充斥所致。因湿热蕴伏脾胃,疫邪引动,郁蒸而成本证。治宜泻火清热,使脾胃之热解除;更辅以解毒利湿,使湿去热清,不致交结熏蒸为患。泻火包括心、脾、三焦之火,苦寒直折;解毒,宜清热消散,以解除郁热之火毒。故治以清热泻火、解毒利湿为主。选用黄连解毒汤合五味消毒饮加减。选用黄连、黄芩、金银花、野菊花、紫花地丁、蒲公英、白术、茯苓、绵茵陈、生甘草。口腔疱疹多者,加用灯芯草、生地;下肢、臀部疱疹明显者,加用怀牛膝、黄柏;水疱瘙痒,渗液较多,加地肤子、白鲜皮以清热解毒,燥湿止痒;高热者,加知母、连翘以清胃热;便秘者,加火麻仁、大黄以泻火清热。

根据如前所述的辨证加减用药,我院收治的 64 例手足口病患儿均治愈,疗程 2~5 天,说明中医药治疗普通型手足口病疗效满意,预后良好,与文献报道一致[11],无一例患儿向重型、危重型转化。我们认为从理论上说,发病早期运用中医药干预可以截断扭转病势,以控制病情进一步发展,服药后目前尚未发现副作用。但因本病病程多呈自限性,尚需做大样本临床随机对照试验,以获得中医药治疗本病安全有效的循证医学证据。

参考文献

[1]CHATPROEDPRAI S, THEANBOONLERS A, KORKONG S, et al.Clinical and molecular characterization of hand-foot-and-mouth disease in Thailand, 2008-2009 [J]. Japanese Journal of Infectious Diseases, 2010, 63(4):229-233.

[2]GOKSUGUR N, GOKSUGUR S. Images in clinical medicine. Hand, food, and mouth disease[J]. The New England Journal of Medicine, 2010, 362(14):e49.

[3]卫生部新闻办公室.卫生部公布 2010 年 1 月及 2009 年度全国法定传染病疫情[EB/OL].(2010-02-22)[2010-08-10].http://new.sina.com.cn/o/

2010-02-22/70017110658s.shtml.

[4]CHANG L Y,KING C C,HSU K H,et al.Risk factors of enterovirus 71 infection and associated hand,foot,and mouth disease/herpangina in children during an epidemic in Taiwan[J].Pediatrics,2002,109(6):e88.

[5]ABZUG M J, CLOUD G, BRADLEY J, et al. National of Allergy and Infectious Diseases Collaborative Antiviral Study Group. Double blind placebo-controlled trial of pleconaril in infants with enterovirus meningitis [J]. Pediatric Infectious Disease Journal，2003,22(4):335-341.

[6]李丽,郭正菊,谢迪.2009 年贵阳市住院儿童手足口病病原学及临床特点[J].医学与哲学(临床决策论坛版),2010,31(4):29-41.

[7]李亮,汪华,史智扬,等.江苏省手足口病病原阳性检出率相关因素及病原学特征[J].南京医科大学学报(自然科学版),2010,30(1):128-133.

[8]高璐璐,陈清,钟小祝,等.广州市某定点医院 2008 年 5—12 月手足口病收治状况及病原学研究[J].南方医科大学学报,2010,30(6):1333-1335.

[9]黎薇,郭雪,曾汉日,等.2008—2009 年广东省手足口病病毒分离和鉴定[J].华南预防医学,2010,36(3):25-27.

[10]汪受全,赵霞.中医儿科学难点解析[M].北京:中国中医药出版社,2007:206-208.

[11]焦明花,文英花,徐晓维.手足口病 209 例临床分析[J].中国临床实用医学,2009,3(4):124.

第四章

陈国良教授学术思想的相关临床研究与体会

陈国良教授从医 40 余年,善于总结创新,辨病结合辨证,对内科疑难病有独到的见解并取得满意的疗效,尤擅长治疗各种肝脏疾病,在病毒性肝炎、肝硬化、脂肪肝、肝衰竭等方面有独特的治疗方法和丰富的临床经验,为福建省中医肝病学术带头人之一。其主要学术思想及临床经验如下:

(1)主张辨病与辨证相结合,尤其需注重辨证:其强调祛邪扶正、调理气血为慢性乙型肝炎的辨证施治原则;治法上宜以清热化湿解毒为主,兼以疏肝健脾,固护正气,并创立了栀蒌汤。其对慢性乙型肝炎患者肝组织学改变与中医证型之间关系的探讨,提高了中西医结合诊治慢性乙型肝炎的临床疗效。

(2)提出扶正祛邪为肝纤维化治则大法:其总结肝纤维化病机为正虚血瘀,确立扶正祛邪治则大法,解毒、补虚、活血三法并用,创立了抗肝纤维化基础方七味化纤汤,获得满意临床疗效。近 10 年,针对肝郁脾虚兼血瘀型的肝纤维化治疗,其在七味化纤汤基础上做改良并重新命名为芪术二丹化瘀汤,且疗效较前七味化纤汤显著。

(3)提出清热解毒凉血法治疗肝衰竭早期,主张多种给药途径:其创立蘡薁合剂保留灌肠法治疗急黄临床疗效较好,并应用清热解毒凉血法,结合中药内服、灌肠等多种给药途径,提高了慢加亚急性肝衰竭生存率。

第一节 关于慢性乙型肝炎的相关临床研究与体会

一、从脏腑论治慢性乙型病毒性肝炎[*]

吴　丽　陈国良

（福建省厦门市中医院，厦门 361001）

关键词：慢性乙型病毒性肝炎；中医药疗法；综述

慢性乙型病毒性肝炎（简称慢乙肝）是临床常见的传染性疾病，是引起肝硬化和原发性肝癌的主要病因。慢乙肝在祖国医学中属于"黄疸、胁痛、积聚"等范畴。目前，国内外尚无治疗乙肝的特效药。临床实践表明，采用中西医结合的方法治疗慢乙肝，比单纯用西药治疗疗效更好。中药在慢乙肝的治疗中愈来愈显示出其独特的优势。现将近 10 余年来中医治疗慢乙肝的经验，从中医脏腑的角度概述如下。

1 治疗方法

1.1 从肝论治

李德鸿[1]宗清代名医王泰林治肝三十法，用治慢乙肝取得较好的疗效。王氏以肝气、肝风、肝火三大类型为纲，辨证施治，在肝气证治中，创疏肝理气等八法；在肝风证治中，创熄风和阳等五法；在肝火证治中，创清肝、泻肝七法，建立了一套比较完整的肝病治疗方法。何建成和王自立[2]认为，湿热夹毒、肝炎病毒持续存在是慢乙肝的致病因素，正气虚损、免疫功能低下、气滞

---

* 原载于《湖北中医杂志》2005 年第 1 期第 54-55 页，略有改动。

血瘀痰凝、肝内微循环障碍、肝脏纤维化,是其基本病理变化,以柴胡、香附、当归、白芍、三棱、莪术、丹参等为主制成舒肝消积丸,有疏肝理气,解毒扶正,化症消积的功效,用治 303 例患者;以逍遥丸为对照组,临床治愈率、总有效率、HBsAg、HBeAg 及 HBeAb 转化率均明显高于对照组。

1.2　从脾论治

田雨和曹丽梅[3]认为慢乙肝以脘腹胀满、食少纳呆、乏力为主要临床表现,并伴有肝功能反复波动,当属中医脾虚证候。自拟健脾五法,以四君子汤为基本方加黄芪以增强补中益气之力,并在此方基础上辨证加减。李赛美和徐鸣[4]认为,正气虚弱是慢乙肝的根本原因,临床表现大多为脾虚症状,临证以黄芪、白术、茯苓、党参、青皮、陈皮、柴胡、郁金、白芍、山楂、神曲、麦芽、乌梅等健脾行气、柔肝疏肝为主。

1.3　从肾论治

盖欣和岳桂华[5]认为,慢乙肝病程较长,久病及肾,最终导致肾阳虚衰。患者肾上腺皮质功能及细胞免疫功能低下,提出温肾补肾法为慢乙肝治本之法,以提高机体免疫力,抑制 HBV 复制,恢复肝功能。陆剑豪和黄坚[6]认为,人体阳气虚弱贯穿慢乙肝的全过程,临床表现也以肝肾阳虚为主,主要表现为面色晦暗、头晕目眩、倦怠嗜睡、脘闷少食、肝脾肿大、肢体困重、肢肿尿少、形寒肢冷,治以温肾暖肝法,基本方为:淫羊藿、茯苓、川芎、丹参、虎杖各 15 g,肉桂 5 g,黄芪 30 g,山药、甘草各 10 g,白花蛇舌草 20 g,冬虫夏草 1.5 g。全方具有调节机体免疫功能,促进人体淋巴细胞转化,增强巨噬细胞吞噬功能,以及诱生干扰素等作用,并有抗病毒、抗菌消炎的作用。

1.4　从肝胆论治

刘志勇和金徐亮[7]认为,肝与胆生理互参,病理相随,肝病势必累及于胆,治疗应重视疏利胆腑,肝胆同治,方可达到保肝复肝的目的。基本方药组成:茵陈、板蓝根、生黄芪各 30 g,栀子、木香、枳壳、黄芩、炒白术、茯苓各 10 g,生大黄、人参各 6 g,郁金 15 g,虎杖、丹参各 20 g,随证加减,30 剂为 1 个疗程。临床观察 57 例,治愈 38 例,好转 16 例,总有效率 94.74%。李赛美和徐鸣[4]对 475 例患者进行回顾性对照分析,患者胆系改变阳性组与黄疸指数、乙肝病毒复制指数呈正相关,认为治疗上应肝病利胆,肝胆并举,药用赤芍、大黄、丹参、郁金等,有活血利胆,促进胆汁分泌和排泄之功。

1.5　从肝脾论治

梁继红和李更新[8]、李国安和佘万祥[9]认为慢乙肝的病因不是单纯的病毒感染,更主要的是由病毒引起的人体免疫功能异常,以致病毒与人体形成"免疫耐受"。由于临床上尚无可以直接杀灭乙肝病毒的药物,因此清除乙肝病毒主要依靠提高机体的免疫功能。而通过保肝健脾可以提高人体的免疫功能,继而达到清除病毒的目的。梁氏自拟保肝健脾方:黄芪、白花蛇舌草各30 g,柴胡、枳壳各12 g,炒白术、茵陈、丹参各20 g,白芍、泽兰、茯苓、虎杖各15 g,甘草6 g,随证加减治疗84例,显效20例,有效55例,无效9例,总有效率为89.3%。李氏以养肝健脾解毒为法,药用丹参、白芍、黄芪、灵芝、虎杖各15 g,太子参、白术、柴胡、佛手各10 g,垂盆草、白花蛇舌草各30g,以此为基本方,随证加减,30天为1个疗程。临床观察120例,治愈41例,显效48例,好转25例,无效6例,总有效率为95.0%。柴根旺和申过群[10]认为,慢乙肝病机主要为感受湿热之邪,肝失疏泄,肝气郁结,肝郁乘脾,脾胃受伤,而成肝郁脾虚之证。用自拟疏肝健脾汤加减治之,基本方为黄芪、赤芍各30 g,党参20 g,茯苓、柴胡、郁金、枳壳、白芍、陈皮各12 g,白术15 g,虎杖、白花蛇舌草各25 g,甘草、水蛭、蟅虫各6 g,临床观察50例,治愈12例,显效20例,有效15例,无效3例。王国玮和李晓梅[11]认为,肝郁气滞为肝病发生的主要病机,以健脾调中为治疗大法,自拟疏肝健脾汤加减治之。主方为柴胡、丹参、当归各15 g,佛手、藿香、山药、茯苓、白术、白芍各10 g,郁金12 g,苍术6 g,治疗组总有效率为89%,明显高于对照组。从病毒学检查分析,治疗组平均转阴率为38.38%,对照组平均阴转率为19.4%,两者有显著性差异。赵士卓[12]以黄芪20 g,白术、柴胡各10 g,胡黄连6 g,郁金、赤芍、白芍、茯苓、枳壳、鸡内金各15 g,丹参、白花蛇舌草各30 g,随证加减,治疗284例,治愈105例,有效131例,无效48例,总有效率为83.10%。HBeAg转阴105例,占36.97%;HBsAg转阴97例,占34.15%。刘慧和潘肇琪[13]以扶助正气,提高机体免疫力为原则,以自拟健脾益气汤治之,药用党参、白术、山药、丹参各15 g,生黄芪、板蓝根各 30～60 g,当归、枳壳、白芍各 10 g,白花蛇舌草 50 g,柴胡 12 g,金银花 30 g,加减治疗 100 例,总有效率为 95％,其中病毒复制指标,在治疗有效的 95 例中,39 例全部转阴,30 例 1 项转阴,26 例不同程度下降。

1.6 从脾肾论治

赵守松[14]认为,慢乙肝的病机为湿热羁留未尽,肝郁日久而致脾肾气血亏虚,以健脾益肾为治疗大法,自拟健脾益肾解毒汤。基本主方为:黄芪、丹参、郁金、女贞子、桑寄生各 15 g,党参、白术、茯苓、虎杖各 10 g,白花蛇舌草 20 g,甘草 4 g。随证加减治疗 83 例,以肝太乐、复方益肝灵为对照组,治疗组总有效率为 86.75％,明显高于对照组。韩转英[15]认为,慢乙肝病程反复,迁延日久,最终将导致脾肾两亏,其病机为本虚标实,治以健脾补肾、清热解毒,基本方为:黄芪、土茯苓、茵陈、丹皮、女贞子各 15 g,党参、鸡内金、白术、虎杖、枸杞子、山茱萸、黄精、续断各 10 g,柴胡 9 g,白花蛇舌草 30 g,丹参、车前子各 20 g,甘草 3 g,随证加减。45 天为 1 个疗程,50 例中,治愈 12 例,临床治愈 18 例,好转 16 例,无效 4 例,总有效率为 92％。全方具有保肝、降酶、促进肝细胞再生、增强机体免疫力的作用。

1.7 其他

李晓燕和黄小林[16]总结名老中医黄保中治疗慢性肝病的经验,提出"解郁勿忘降肺"。黄老认为,肝郁为慢性肝病的主要病机之一,但肺主一身之气,故治肝郁除遵循疏肝理气之法外,对久病不解或经疏肝治疗效果不佳者,应注意清降肺气,使治节有权,三焦气化通畅,方可使肝郁得解。临证多加瓜蒌 15～30 g 以宽胸理气、清金抑木。

2 总结

祖国医学认为,慢乙肝病因为湿热疫邪内侵,肝失疏泄,肝郁气滞乘脾,脾失健运,久则累及于肾,而至脾肾阳虚,抑或致瘀血阻络。主要病变脏腑为肝、脾、肾。中医多从湿热、气滞、血瘀三因,或从肝、脾、肾三脏辨证施治。

目前对慢乙肝的中医分型比较混乱,证型多达 40 余种。中国中医药学会内科肝病专业委员会 1992 年天津会议[17]将慢乙肝分为 5 个基本证型:肝郁脾虚型、湿热中阻型、肝肾阴虚型、瘀血阻络型和脾肾阳虚型,但临床上对其难以准确把握。实验也证明慢乙肝病机复杂,难以用简单的分型来说明疾病的本质。

中医治疗慢乙肝有两种思维方法:一是传统的辨证论治,通过患者的舌脉四诊合参,综合分析论治;二是辨证与辨病相关结合,运用现代医学的研究成果,结合中医理论来论治。本文试从脏腑角度进行阐述。

从上述不难看出,对本病的认识主要在肝郁脾虚和脾肾两虚,治以疏肝健脾,或补脾益肾,兼以清热利湿解毒,活血化瘀。目前,有关中医药治疗慢乙肝的研究日益深化,已取得令人满意的成绩,从脏腑辨证的角度论治慢乙肝具有深远的研究前景;但缺乏多中心、大样本、设计严谨、双盲随机符合循证医学的研究成果。在中西医结合的治疗方案中,中医药临床疗效肯定,毒副作用较小,费用相对低廉,深受患者欢迎。

参考文献

[1]李德鸿.运用王泰林治肝法治疗慢性乙型肝炎[J].湖北中医杂志,2000,22(1):31.

[2]何建成,王自立.舒肝消积丸对慢性乙型肝炎病毒血清标志物某些指标的影响[J].上海中医药杂志,1996(7):8-9.

[3]田雨,曹丽梅.从脾虚论治慢性乙型肝炎5法[J].中医药学报,1999(5):9.

[4]李赛美,徐鸣.浅谈肝炎中医辨治规律[J].新中医,2001,33(2):71.

[5]盖欣,岳桂华.慢性乙型肝炎证治与肾阳的关系[J].山东中医杂志,1998,17(5):8-9.

[6]陆剑豪,黄坚.温肾暖肝法在慢性乙型肝炎治疗中的地位[J].安徽中医临床杂志,1999,11(3):145-146.

[7]刘志勇,金徐亮.利胆实脾法治疗慢性乙型肝炎57例[J].山东中医药大学学报,1997,21(4):47-49.

[8]梁继红,李更新.保肝健脾汤治疗急慢性乙型肝炎84例临床观察[J].吉林中医药,2000(4):24.

[9]李国安,佘万祥,王志刚,等.养肝健脾解毒法治疗慢性乙型肝炎126例[J].四川中医,2000,18(12):15-16.

[10]柴根旺,申过群.疏肝健脾汤治疗慢性乙型肝炎50例临床观察[J].山西中医,1996,12(5):7-8.

[11]王国玮,李晓梅.运脾疏肝法治疗慢性乙肝287例临床观察[J].北京中医杂志,2002,21(3):157-158.

[12]赵士卓.运脾疏肝法治疗慢性乙型肝炎284例[J].江苏中医药,2003,24(9):31.

[13]刘慧,潘肇琪,李彩云,等.健脾益肝汤加减治疗慢性乙型肝炎100例[J].北京中医药大学学报,1998,21(1):63.

[14]赵守松.自拟健脾益肾解毒汤加减治疗慢性乙型肝炎83例疗效观察[J].安徽中医临床杂志,1999,11(6):365-366.

[15]韩转英.中西医结合治疗慢性乙型肝炎50例[J].山西中医,1998,14(2):22,56.

[16]李晓燕,黄小林.黄保中老中医治疗慢性肝病的用药经验[J].新中医,1999,31(11):6-7.

[17]中国中医药学会内科肝病专业委员会.病毒性肝炎中医辨证标准(试行)[J].中医杂志,1992,33(5):39-40.

二、慢乙肝中医证型与外周血 T 淋巴细胞亚群及 NK 细胞的相关性[*]

张　娅　陈国良

（1 福建中医学院，福州 350003　2 厦门市中医院，厦门 361001）

慢性乙型病毒性肝炎系慢性乙型肝炎病毒（hepatitis B virus，HBV）持续感染引起的肝炎症坏死性疾病[1]。据估计，全球 HBV 感染者多达 3.6 亿，我国占 1.2 亿[2]。慢性感染者中 50％～70％有活跃的病毒复制和肝脏炎症改变，部分慢性肝炎可进展为肝硬化、肝衰竭或原发性肝癌，是主要的疾病死亡因素之一[3]，给人民健康及国家经济造成了严重的危害。慢乙肝病情复杂，病程迁延难愈，中医药针对慢乙肝病程进展的不同阶段所出现的"证"进行辨证论治，行之有效，体现动态化、个体化的特点，但缺乏客观化、规范化的辨证论治标准，无法得到国际认同。因此，辩证的客观化非常重要。众所周知，慢性乙型肝炎的发病与机体的细胞免疫应答密切相关。近十余年来，国内众多学者从中西医理论及现代临床研究慢乙肝中医证型与外周血 T 淋巴细胞亚群及 NK 细胞的相关性，并取得了一定的进展。下面就此做一综述。

1　慢乙肝中医证型与外周血 T 淋巴细胞亚群及 NK 细胞理论研究的相关性

"正邪进退"说是中医解释疾病发生发展的理论精髓。中医学认为，正胜邪退、邪衰正强，则疾病趋向好转和痊愈；邪胜正弱、正虚邪进，则疾病趋向严重和恶化；正强邪不退、邪胜正不虚，则正邪交织，常见重证险证；正客邪居、邪避正除，则疾病缠绵难愈，反复无常，变证丛生[4]。正气相当于机体免疫系统的正常功能，正气不足的患者相应表现为免疫功能低下或失常[5]。国内外

---

*　原载于《福建中医学院学报》2005 年第 S1 期第 83-85 页，略有改动。

大量文献已证实[6-8],宿主特异性细胞免疫调控紊乱是引起乙肝慢性化的主要原因,慢乙肝患者普遍存在外周血 T 淋巴细胞亚群分布的差异及 NK 细胞活性的下降,符合"邪之所凑,其气必虚"的中医思想。在慢性乙型肝炎病程进展中,邪气以乙肝病毒为主,包括各种促进病情进展的不良因素(如不良情志刺激、生活方式、环境因素、治疗方法等),在正邪斗争的过程中,机体的免疫功能处于紊乱状态,正气不能完全行使清除邪气(HBV)的功能,病理状态得不到恰到好处的修复,致使疾病缠绵难愈[4]。常洁等[9]对南京、扬州、无锡863 例慢乙肝进行调查分析发现中医各证型在慢乙肝轻、中、重度中的分布具有显著差异,即肝胆湿热型多见于慢乙肝中、重度,肝郁脾虚型多见于慢乙肝轻度,瘀血阻络型及肝肾阴虚型以慢乙肝中、重度多见。吴锐等[10]对 218 例慢乙肝患者进行中医分型分组,观察其临床发病规律,发现病情轻重与中医证型具有显著相关性。湿热中阻可见慢肝轻、中、重度,肝郁脾虚型仅见慢肝轻、中度,瘀血阻络、脾肾阳虚大多见于慢肝的中、重度。中医各证型在慢乙肝轻、中、重度中的分布差异,与疾病所处的不同阶段有关,随着病程进展而证型发生转化[4]。王敏等[11]对慢乙肝患者外周血淋巴细胞亚群的百分比和绝对细胞数进行观察,探讨慢乙肝患者外周血淋巴细胞亚群的变化与病程的关系,发现慢乙肝外周血淋巴细胞亚群绝对细胞数随病情的进展显著减少。因此,慢乙肝的证型转换与机体的免疫功能状态的影响密切相关。

2 慢乙肝中医证型与外周血 T 淋巴细胞亚群及 NK 细胞现代临床研究的相关性

2.1 慢乙肝中医证型与 T 淋巴细胞亚群的关系

杨宏志等[12]将 76 例慢乙肝患者分为实证、虚实夹杂、虚证 3 组检测 T 细胞亚群,各组患者 $CD4^+$ 水平明显降低,$CD4^+/CD8^+$ 存在明显差异,$CD4^+/CD8^+$ 虚证组＞虚实夹杂组＞实证组,认为慢乙肝患者存在着免疫调节紊乱,$CD4^+/CD8^+$ 可作为虚实变化的参考指标,$CD8^+$ 可能是虚证的参考指标。高媛[13]观察 38 例慢乙肝患者,其中中医辨证属脾虚气弱型 20 例,肝胆湿热型18 例,$CD4^+/CD8^+$ 无一例高于正常,且肝胆湿热型＞脾虚气弱型,提示脾虚气弱型免疫状态明显低下,肝胆湿热型免疫状态正常或接近正常。周虎等[14]对 364 例慢性病毒性肝炎 T 细胞亚群变化与中医各证的临床研究表明二者密切相关,按肝郁脾虚—湿热中阻—瘀血阻络—肝肾阴虚—脾肾阳虚顺序,CD4$^+$/CD8$^+$渐次降低,在肝郁脾虚证和湿热中阻证中虽降低但不倒置,从瘀血阻络证往后各证,CD4$^+$/CD8$^+$倒置并逐渐加重。李健芳和吴羹[15]将 60 例慢乙肝患者分为 3 组检测 T 细胞亚群,3 组患者 CD4$^+$、CD4$^+$/CD8$^+$均显著下降,CD8$^+$升高,以正虚为主者最显著,邪实正虚者次之。崔丽安等[16]观察 73 例慢性肝炎患者中医辨证分型与外周血 T 细胞亚群的关系。结果表明,慢性肝炎患者 CD4$^+$及 CD4$^+$/CD8$^+$值下降,CD8$^+$值上升,且虚证组较实证组明显。达坤林和陈怡[17]将 80 例慢乙肝按中医辨证分型,采用抗人 T 细胞单克隆抗体,以免疫酶桥联法(APAAP)进行 T 细胞亚群测定,发现虚证组 CD4$^+$、CD8$^+$均显著低于实证组,而实证和虚证组 CD4$^+$、CD8$^+$与虚实夹杂证组相比差异无显著性,CD3$^+$在各组间差异亦无显著性,提示虚证时可能存在辅助性 T 细胞功能低下,实证时细胞毒性 T 细胞介导的免疫反应占优势。然而龚远明等[18]的研究结果有所不同,他发现湿热内蕴型患者细胞免疫功能高于正常,肝郁脾虚、脾肾阳虚患者细胞免疫功能低下。朱清静等[19]也发现湿热内蕴型患者免疫功能较脾肾阳虚和肝郁脾虚亢进,肝脏炎症活动较明显。

2.2　慢乙肝中医证型与 NK 细胞的关系

霍秀萍等[20]对 51 例慢乙肝进行中医辨证分型,采用 LDH 释放法检测其外周血 NK 细胞活性,34 名健康人作为对照。结果以虚证为主的肝肾阴虚证、脾肾阳虚证和瘀血阻络证 NK 细胞活性明显低于对照组。以实证为主的热重于湿证、湿热并重证、湿阻脾胃证、湿热中阻证和肝郁脾虚证 NK 细胞活性较正常对照组无明显差异,说明肝炎患者免疫功能低下与病程长短、病位深浅、病情轻重密切相关,提示 NK 细胞活性检测可作为中医辨证虚实的客观指标。谢学军[21]检测 103 例慢性肝炎中医辨证为肝郁脾虚和肝胆湿热患者外周血 NK 细胞活性,并以 30 例健康人作对照。结果提示肝郁脾虚和肝胆湿热型患者 NK 活性均低于对照组,证型间差别不显著,证实其本虚的客观存在,为扶正祛邪治则治疗慢乙肝提供客观依据。

　　总结近年有关慢乙肝中医辨证与 T 细胞亚群及 NK 细胞的研究文献可以看出,慢乙肝中医辨证与免疫之间具有一定相关性,免疫功能检测对于证型的判定具有一定作用,但是仍存在问题:第一,大部分慢乙肝中医证型的研究仅注意到 HBV(邪气)影响慢乙肝中医证型的转换,而忽略了人体本身的细胞免疫功能(正气)影响慢乙肝中医证型转换的起决定作用的机制;第二,文献大部分只将慢乙肝笼统地分为实证、虚实夹杂、虚证进行研究,针对性不强,实用价值不高,部分文献虽有具体辨证分型,但缺乏统一的标准,证名不规范,今后应努力规范并统一证型,赋予证名精确的内涵;第三,各种文献资料的研究结果不尽相同,有的甚至完全相反,这可能与检测方法的敏感性及部分文献样本过少有关;第四,虽然某些客观指标与中医证型间确实具有一定的相关性,但是单凭某一项指标来判断中医的证显然是不可能的,必须进行系统、整体水平的研究,同时结合临床进行大规模验证,以期建立慢性肝炎中医辨证新的诊断模式,实现中医辨证客观化,指导临床治疗、判断预后。

参考文献

[1]叶任高,陆再英.内科学[M].北京:人民卫生出版社,2004:431.

[2]戴志澄,祁国明.中国病毒性肝炎血清流行病学调查(1992—1995)[M]//乙型病毒性肝炎的流行特征[M].北京:科学技术文献出版社,1997:39-59.

[3]MAST E E,ALTER M J. Epidemiology of viral hepatitis:an overview[J].Seminars in Virology,1993,4(5):273-283.

[4]李瀚旻.慢性乙型肝炎分子证候辨证的研究思路与方法简析[J].中医药学刊,2003,21(12):2008-2010.

[5]董振华.中医有关免疫学思想的探讨[J].山西中医,1986(1):40-42.

[6]苏杭,吴晓蔓.乙型病毒性肝炎患者外周血 T 淋巴细胞亚群检测[J].现代实用医学,2004,16(5):288-289.

[7]FEI G Z,SYLVAN S P,YAO G B,et al. Quantitative monitoring of serum hepatitis B virus DNA and blood lymphocyte subsets during combined prednisolone and interferon-alpha theraphy in patients with chronic hepatitis B[J].Journal of Viral Hepatitis,1999,6(3):219-227.

[8]刘晓光,方国安,金秀国,等.慢性乙型肝炎患者 T 细胞亚群及 NK 细胞检测的临床意义[J].浙江临床医学,2003,5(7):493-494.

[9]常洁,张长法,邱蔚蔚,等.慢性乙型肝炎中医辨证分型的量化分析研究[J].中华临床医药杂志,2002,3(9):1-3,28.

[10]吴锐,江一平,李国贤.慢性乙型肝炎各中医证型的临床发病特点探讨[J].福建中医药,2004,35(3):3-4.

[11]王敏,王福生,刘敬超.慢性乙型肝炎患者外周血淋巴细胞亚群与病程相关性的研究[J].肝脏,2003,8(2):18-20.

[12]杨宏志,边壮,王拥泽,等.慢性乙型肝炎虚实病机与病毒复制及 T 细胞关系的研究[J].中国中西医结合急救杂志,2003,10(3):158-160.

[13]高媛,许晓东.慢性乙型肝炎免疫状态与辨证分型的关系[J].北京中医药大学学报,2002,25(1):71-72.

[14]周虎,周萍,俞庆福.慢性病毒性肝炎 T 淋巴细胞亚群、免疫球蛋白变化与中医证候关系探讨[J].江西中医学院学报,2001,13(2):49-50.

[15]杨健芳,吴轰.保元汤对慢性乙型肝炎患者免疫调节的作用[J].湖南医科大学学报,1998,28(3):35-37.

[16]崔丽安,温玉焕,张俊富,等.慢性肝炎患者中医辨证分型与外周血 T-淋巴细胞亚群及可溶性白细胞介素Ⅱ受体的关系[J].中医杂志,1998,39(8):488-489,452.

[17]达坤林,陈怡.慢性乙型病毒性肝炎 T 细胞亚群与中医辨证分型的关系[J].南通医学院学报,1995,15(2):291-292.

[18]龚远明,张社郎,张仲基.病毒性肝炎的中医分型与免疫的关系[J].陕西中医,1993,14(7):42-43.

[19]朱清静,杨玲,盛国光,等.慢性乙型肝炎患者血清 TNF-α、sIL-2R 水平与中医证型的关系[J].中医研究,1999,12(2):9-11.

[20]霍秀萍,王淑琴,陈洁,等.病毒性肝炎中医辨证各型的自然杀伤细胞活性的探讨[J].中医药研究,1996(5):16-17.

[21]谢学军.慢性肝炎中医证型 NK 细胞活性的研究[J].浙江中医杂志,1995,30(1):38-39.

三、陈国良教授治疗肝病的临床经验*

吴　丽　肖志鸿　陈国良

（北京中医药大学附属厦门医院,厦门 361009）

摘要:陈国良教授治疗肝病的临床经验有以下三方面:(1)治疗慢性乙型肝炎重视辨病与辨证相结合,肝肾阴虚型及瘀血阻络型的患者必须在中药辨证论治的同时配合西药抗乙肝病毒治疗。(2)治疗肝纤维化的原则为扶正祛邪,采用解毒、补虚、活血法,创立了抗纤维化的基础方——七味化纤汤,临床疗效显著。(3)治疗肝衰竭早期,采用清热解毒凉血法,多途径给药,内服清热解毒凉血方,配合其创立的蔓萸合剂保留灌肠,可以有效地提高患者的生存率,降低严重并发症的发生率。

关键词:肝病;辨病辨证;扶正祛邪;清热解毒凉血;陈国良;学术经验

陈国良教授从医近 40 年,为厦门市名老中医,第五批全国老中医药专家学术经验继承指导导师,其临床经验丰富,尤其擅长中医肝病的诊治。西医针对肝纤维化以及肝衰竭的治疗仍无有效手段,因此在西医治疗基础上联合中医药治疗是临床医师研究肝病的热点。陈国良教授在长期肝病临床诊疗中,针对肝病治疗难点,不断地发展、创新、归纳、总结,形成了自己的学术观点,现总结如下。

1　治疗慢性乙型肝炎注重辨病与辨证相结合

中医认为"有诸内必形诸外",舌、脉、症状等即为脏腑病变在外的表现,而肝脏病理是肝病诊断的"金指标",但因其为有创性检查而在临床上应用受

---

　　* 厦门市卫生局名老中医传承工作室建设项目(陈国良名老中医传承工作室),厦门市中医院院内课题项目(XMSZYY201901),原载于《福建中医药》2021 年第 6 期第 48-49 页,略有改动。

限,所以陈国良教授对我院大量肝穿活检病例的中医辨证分型进行了整理分析,探讨中医证型与肝组织病理改变程度的相关性[1]。研究结果显示:慢性乙型肝炎患者中医辨证分型为肝胆湿热证或肝郁脾虚证者,其肝组织病理改变严重程度相对较轻,肝脏炎症程度以 G1、G2 为主而纤维化程度以 S1 为主;中医辨证分型为瘀血阻络证或肝肾阴虚证者,其肝脏炎症程度的分级一般在 G2(含 G2)以上,纤维化程度的分期一般在 S2(含 S2)以上,肝组织病理改变严重程度相对较重。因此,陈国良教授强调辨病与辨证相结合治疗慢性乙型肝炎,对于肝肾阴虚型或瘀血阻络型患者,即使无条件肝穿活检,在中医辨证论治的同时也应积极配合西医的抗病毒治疗,以免延误治疗良机。

陈国良教授认为本病迁延反复多年,病性多本虚标实,虚实夹杂,治疗上宜以清热化湿解毒为主,兼以疏肝健脾,固护正气,不可过用苦寒之品,以免伤脾败胃,加重损伤人体正气。即使患者无明显脾胃虚弱的表现,亦应适当兼用调理脾胃的药物;而且健脾类药物多有淡渗利湿的作用,可使邪有出路,助湿热之邪外达,因而创立了栀蒉汤[2]。方中栀子根味苦性寒,能清热解毒利湿,泻火除烦,《药性论》曰:"通小便,解五种黄病。"蒉葜味甘性平,归肝肾经,能解毒消肿利湿。二药同为君药,共奏清热利湿解毒之功效。臣药为半枝莲、七寸金,以加强清热解毒利湿之功效,兼以散结化瘀。七寸金为福建地方用药,味微苦辛,功能清热利湿,解毒消肿,民间常用于治疗黄疸型肝炎。茯苓、猪苓味甘淡,性平。泽泻性寒,功能泄热,与白术合用,加强健脾、利水渗湿之功效。《本草衍义》曰:"茯苓、茯神,行水之功多,益心脾不可阙也。"佐以柴胡、郁金疏肝解郁,柴胡性能升发,条达肝气而疏肝解郁,《本草正义》曰:"用其凉散,平肝之热。"郁金味苦辛性寒,利胆退黄,活血止痛,与绵茵陈、栀子根配伍可增强利胆退黄之功效。炙甘草味甘,调和诸药,为使药。全方君臣佐使配伍协调,共奏清热化湿解毒、疏肝健脾之功效。

2　治疗肝纤维化以扶正祛邪为原则

肝纤维化是慢性肝病向肝硬化发展的必经阶段,也是影响慢性肝病预后的重要环节。

陈国良教授提出本虚标实为肝纤维化的基本病机。"本虚"指的是肝、脾、肾、气血的亏虚,临床上以脾虚最为常见;"标实"指的是所感受的湿热疫毒之邪久留不去,滞于血分,导致气郁血阻。陈国良教授认为肝纤维化是一个动态的变化过程,沿着"湿—热—毒—瘀—虚"逐渐进展,呈现出由轻到重,由表入里,由气及血,由实至虚的演变特点。《素问·三部九候论》曰:"实则泻之,虚则补之。"《素问·评热病论》曰:"邪之所凑,其气必虚。"因此,陈国良教授确立抗肝纤维化的治则为扶正祛邪。"扶正"主要是益气健脾;"祛邪"主要是清热解毒,活血化瘀,疏肝理气[3]。以解毒、补虚、活血为法,创立了抗肝纤维化的基础方七味化纤汤[4-5],该方在我院肝病中心长期广泛地应用,多项临床研究显示其具有良好的抗纤维化作用,临床疗效满意[4-6]。

七味化纤汤组成:黄芪、赤芍、丹参、当归、醋鳖甲、柴胡、炙甘草。黄芪、当归、炙甘草以益气养血,柔肝健脾;赤芍以凉血解毒,清肝退黄;柴胡、醋鳖甲、丹参以疏肝理气解郁,软肝散结,活血化瘀;全方共奏解毒、补虚、活血之功效。现代中药药理研究已证实:丹参、赤芍、当归这类活血化瘀药均能减轻肝细胞炎症程度,促进胶原的降解,从而起到了抗肝纤维化作用;柴胡、黄芪、醋鳖甲、炙甘草具有一定的调节体液免疫、促进纤维吸收、抑制纤维增生的功效,故有着逆转肝纤维化的效用[7]。陈国良教授注重辨证,随证加减:若见肝区时有不适、纳呆、便溏、舌淡红、舌边见齿痕、苔白或腻、脉弦缓之肝郁脾虚表现时,可加茯苓、山药、薏苡仁、白术、郁金以健脾利湿,疏肝理气;若见小便黄赤甚至身目发黄、口干、纳呆、胸闷、舌质红、苔黄腻、脉弦数之肝胆湿热证候时,可加绵茵陈、栀子根、七寸金、大黄以清热利湿退黄;若见肝掌、蜘蛛痣、鼻衄、齿衄,甚则皮下瘀点瘀斑、舌质紫暗或瘀斑之瘀血阻络证候时,可配合桃仁、莪术、茜草根以活血、化瘀、止血;若见胁肋时有隐痛、手足心烦热、口干、咽干、寐差、舌红少苔、脉弦细数之肝肾阴虚证候时,可配合枸杞子、旱莲草、女贞子以滋养肝肾[4]。

3　治疗肝衰竭早期以清热解毒凉血为法,多途径给药

肝衰竭病情重、病死率高,西医内科治疗主要包括护肝、抗病毒、促肝细

胞生长、免疫调节、人工肝支持治疗等方法,终末期多配合肝移植,医疗费用昂贵且疗效欠佳。肝衰竭在中医属"急黄""瘟黄""肝瘟"范畴,陈国良教授认为其病机特点是热毒炽盛,毒漫三焦,逼灼营阴,应在疾病早期采用清热解毒凉血法,重剂中药口服,同时配合中药高位保留灌肠,以凉血救阴,泻火解毒,阻断毒炽阴伤,顿挫病势;口服和灌肠合用可提高患者生存率,减少并发症的出现[8]。

对于肝衰竭早期的治疗,陈国良教授传承了我院著名中医肝病专家康良石教授的经验方——清热解毒凉血方,组方:栀子根、绵茵陈、黄连、黄芩、板蓝根、蒲公英、龙胆草、蚤休、败酱草、白花蛇舌草、郁金、玄参、水牛角、生地黄、甘草。方中黄连、黄芩泻火解毒;栀子根、白花蛇舌草、郁金、绵茵陈、龙胆草、蚤休、败酱草、蒲公英、板蓝根通泻三焦,利胆退黄,清热解毒;水牛角、生地黄、玄参凉血养阴;甘草调和诸药。陈国良教授强调处方用量宜足,以迅速截断病势,但注意中病即止,以防苦寒伤正,并注意随症加减:如明显腹胀者予厚朴、枳实;恶心呕吐剧烈者予姜半夏、竹茹;舌苔厚腻者予藿香、佩兰、白豆蔻。

此外,陈国良教授自创蘡薁合剂高位保留灌肠,组方:蘡薁 100 g,赤芍 60 g,虎杖 30 g,大黄 10 g,甘草 10 g,浓煎 150 mL 高位保留灌肠。方中蘡薁清湿热,利小便,消肿毒;赤芍凉血活血,和营;虎杖清热利湿退黄;大黄泻火攻下,活血化瘀;甘草调和诸药。多途径给药的治疗方案,既能保证大剂量中药的充分吸收,又能避免使用大量苦寒药时损伤脾胃,提高临床疗效。

陈国良教授曾采用清热解毒凉血法治疗乙肝病毒相关性慢加急性肝衰竭早期临床和实验研究:西医治疗组予异甘草酸镁、还原型谷胱甘肽、促肝细胞生长素、人血白蛋白或新鲜血浆等综合治疗,HBV-DNA 阳性者辅以核苷类抗病毒治疗,中西医治疗组同时给予清热解毒凉血方口服并配合蘡薁合剂灌肠,以清热解毒凉血为法,研究结果显示中西医治疗组总有效率为 76.7%,并发症发生率为 20.0%,均优于西医治疗组的 52.9% 和 44.1%(p 均 < 0.05)[9]。研究证实:蘡薁合剂高位保留灌肠可以降低血氨水平,减轻肠源性内毒素血症,防治肝性脑病;应用清热解毒凉血法多种途径给药的治疗方案

能有效阻止乙肝病毒相关性慢加急性肝衰竭早期的病情进展,降低严重并发症的发生率,减少需要换人工肝或肝移植的治疗比例,减轻患者经济负担[9-10]。

4 结语

陈国良教授在长期的肝病临床诊治中形成了自己独特的临床经验。他认为慢性肝病多迁延反复数年甚至数十年,多见本虚标实,因此辨证论治时特别强调标本兼治,祛邪同时扶正固本,正所谓"留得一分胃气,便有一分生机",即使是在急性进展期如肝衰竭时也强调中病即止,时时注意顾护后天之本。陈国良教授自创的三个方:治疗慢性肝病的栀蒌汤、抗肝纤维化的七味化纤汤、治疗肝衰竭的蘡蒌合剂灌肠方,临床验之皆有效。在慢性乙型肝炎的治疗中,陈国良教授强调辨证论治的同时也要重视抗病毒的治疗,特别是肝肾阴虚型或瘀血阻络型患者肝脏病理纤维化程度相对较高,更应积极配合抗病毒治疗。

参考文献

[1]吴丽,张如棉,陈国良.辨病与辨证相结合治疗慢性乙型肝炎的组织学基础[J].中西医结合肝病杂志,2011,21(4):201-202,220.

[2]吴丽,肖志鸿,陈国良.栀蒌汤联合甘利欣胶囊治疗湿热蕴结型慢性乙型肝炎轻中度患者的临床疗效观察[J].中医临床研究,2019,11(16):65-68.

[3]肖志鸿,吴丽,陈国良.陈国良教授以扶正祛邪法诊治肝纤维化的经验[J].光明中医,2018,33(7):927-929.

[4]唐金模,陈国良.七味化纤汤治疗肝纤维化163例临床观察[J].中国中医药科技,2003,10(2):110-111.

[5]唐金模,陈国良.七味化纤汤对慢性乙型肝炎患者抗肝纤维化作用的临床及组织学研究[J].中医杂志,2003,44(7):514-516.

[6]唐金模,梁惠卿,陈国良.七味化纤汤联合α干扰素治疗慢性乙型肝炎临床观察[J].中医临床研究,2012,4(24):5-8.

[7]邹金生.活血药治疗乙型病毒性肝炎初探[J].中西医结合肝病杂志,2000(S1):24-25.

[8]肖志鸿,吴丽,陈国良.陈国良教授清热解毒凉血法治疗肝衰竭的经验[J].光明中医,2017,32(4):484-486.

[9]陈国良,肖志鸿,陈志杰.蓑莫合剂保留灌肠治疗亚急性重症肝炎临床研究[J].中国医药学报,2001,16(2):42-44.

[10]肖志鸿,吴丽,陈国良.清热解毒凉血法治疗乙肝慢加急性肝衰竭早期的临床研究[J].光明中医,2016,31(10):1403-1406.

第二节　关于七味化纤汤抗肝纤维化的相关临床研究与体会

一、七味化纤汤对慢性乙型肝炎患者抗纤维化作用的临床及组织学研究[*]

唐金模　陈国良

（福建省厦门市中医院肝病治疗中心2区，厦门 361001）

摘要　目的:观察七味化纤汤对慢性乙型肝炎(慢性乙肝)患者肝纤维化的疗效。方法:选择慢性乙肝患者162例,随机分成两组,治疗组在一般护肝治疗同时加服七味化纤汤,每日1剂,分3次口服;对照组在一般护肝治疗的同时加服复方丹参滴丸,每次10粒,每日3次,疗程均为3个月。观察治疗前后临床症状、肝功能、肝纤维化指标及肝组织学(24例)的变化。结果:治疗后两组患者临床症状、血清丙氨酸转氨酶(ALT)、门冬氨酸转氨酶(AST)、血清总胆红素(TBIL)、白蛋白(ALB)及肝纤维化4项指标均明显改善,但治疗组改善程度优于对照组,经统计学处理,差异有显著性($p<0.05$ 或 $p<0.01$)。24例治疗前后两次肝穿者,经两组肝纤维化及炎症积分比较,治疗后两组病例均有组织学改善,经统计学处理,差异有显著性($P<0.05$ 或 $P<0.01$),但治疗组改善程度优于对照组。结论:七味化纤汤具有良好的抗肝纤维化作用。

主题词:肝炎,乙型,慢性/中医药疗法;肝纤维化/中医药疗法;七味化纤汤

在慢性肝炎患者的治疗中,抗纤维化治疗是非常重要的一个方面,西医治疗目前尚无理想的方法[1]。已有资料显示,传统中医药在抗肝纤维化方面有独到的效果,但尚未形成公认的治疗方案[2]。因此,进一步探索中药抗纤维

---

* 原载于《中医杂志》2003年第7期第514-516页,略有改动。

化最合理的组方具有重要意义。本中心应用自拟的七味化纤汤进行抗肝纤维化治疗,取得了比较满意的疗效,现报告如下。

1 临床资料

研究病例均为本中心 2000 年 12 月—2002 年 7 月间住院或门诊病例共 162 例(其中门诊 65 例,住院 97 例)。所有病例的诊断均参照 2000 年 9 月全国病毒性肝炎防治方案(西安会议)制定的慢性乙肝的诊断标准进行[3]。其中经肝穿病理活检 78 人次,有 24 例在治疗前后进行两次活检。所有纳入病例均排除合并其他肝炎病毒感染、自体免疫肝病、酒精肝、脂肪肝、Wilson 病、慢性心衰等疾病者,治疗前均未用抗纤维化的中药、西药等治疗。

所有病例按随机原则分为两组。对照组 78 例(轻度 21 例,中度 45 例,重度 12 例),男性 61 例,女性 17 例,年龄(37±11)岁;治疗组 84 例(轻度 22 例,中度 47 例,重度 15 例),男性 64 例,女性 20 例,年龄(39±13)岁。经统计学分析,两组病例治疗前临床资料差异无显著性,具有可比性($p>0.05$)。

2 治疗及观察方法

2.1 治疗方法

对照组常规应用一般护肝治疗(口服甘利欣、复方益肝灵、复合维生素 B、维生素 E 及肝泰乐等),同时加复方丹参滴丸 10 粒,每日 3 次口服。治疗组一般护肝治疗同对照组,同时加七味化纤汤治疗,方法为每日 1 剂,煎两次取汁,混合后每日均分 3 次口服。疗程均为 3 个月。七味化纤汤由黄芪、赤芍、丹参、当归、柴胡、醋鳖甲、炙甘草等组成。随证加减:肝胆湿热,症见身目发黄,胸闷纳呆,小便黄赤,舌质红,苔黄腻,脉浮数或弦数,加七寸金、栀子根、绵茵陈、大黄;肝郁脾虚,症见肝区不适,腹胀纳少,便溏不爽,舌质晦暗,苔白或腻,脉弦缓,加郁金、白术、玉米须、薏苡仁、茯苓;肝肾阴虚,症见胁肋隐痛,口干咽燥,夜难入寐,舌红少苔,脉弦细数,加旱莲草、女贞子、枸杞子、酸枣仁;血络郁滞,症见肝掌、蜘蛛痣、鼻衄、齿衄,甚则皮下瘀点瘀斑,舌质紫暗或瘀斑,加莪术、桃仁、茜草根等。

2.2 观察指标及检测方法

临床症状:包括疲乏、纳呆、腹胀及肝区不适等,显著改善或消失为有效,无明显改善为无效。

肝功能:包括丙氨酸转氨酶(ALT)、门冬氨酸转氨酶(AST)、血清总胆红素(TBIL)和白蛋白(ALB),以美国贝克曼公司生产的全自动生化仪检测。

肝纤维化指标:包括血清透明质酸(HA)、层粘连蛋白(LN)、Ⅲ型前胶原(PCⅢ)、Ⅳ型胶原(ⅣC),均采用放射免疫法,用上海海研医学生物技术中心提供的试剂盒,严格按说明书由专人操作检测。

病理:肝组织在超声引导下用美国 DARD 自动活检枪配套 16G 切割针进行肝穿刺获得,长度 2 cm,甲醛固定后送病理常规检查。

肝活检组织学评估参照半定量计分系统(SSS)进行[4]:

$$炎症计分 = P + L + 2 \times (PN + BN)$$

$$纤维化计分 = L + P + 2 \times (N \times W)$$

(P—汇管区炎症或纤维化;L—小叶内炎症或纤维化;PN—碎屑状坏死;BN—桥接坏死;N—纤维间隔数量;W—纤维间隔宽度)

统计学处理:所有计量资料以($\bar{x} \pm s$)表示,临床症状改善率的比较用 χ^2 检验,组间计量资料比较用 t 检验。

3 治疗结果

(1)治疗前后两组临床症状、肝功能变化比较:表 1 示,治疗后治疗组疲乏、纳呆、腹胀、肝区不适等症状改善率均高于对照组($p < 0.05$ 或 $p < 0.01$)。表 2 示,两组治疗后肝功能均有改善(p 均 < 0.01),但治疗组改善程度优于对照组($p < 0.01$)。

表 1 两组治疗前后临床症状有效率比较(%)

组别	例数/例	疲乏	纳呆	腹胀	肝区不适
对照组	78	72.13(44/61)	81.94(59/72)	60.32(38/63)	58.57(41/70)
治疗组	84	88.46(69/78)*	94.74(72/76)*	81.48(66/81)**	80.00(52/65)*

注:与对照组比较,* $p < 0.05$;** $p < 0.01$。

表 2　两组治疗前后肝功能变化比较($\bar{x} \pm s$)

组别		例数/例	ALT/(IU/L)	AST/(IU/L)	TBIL/(μmol/L)	ALB/(g/L)
对照组	治疗前	78	167.23±34.83	163.71±32.24	61.74±19.23	34.07±1.27
	治疗后	78	50.21±14.03*	47.14±16.33*	30.13±5.39*	34.94±1.35
治疗组	治疗前	84	177.34±31.21	162.53±32.21	63.39±20.35	33.17±1.12
	治疗后	84	29.62±13.27△	25.43±15.34△	17.42±3.72△	42.11±1.07△

注:与本组治疗前比较,* $p<0.01$;与对照组治疗后比较,△ $p<0.01$。

(2)治疗前后两组肝纤维化指标变化比较:表 3 示,两组治疗后肝纤维化指标均有改善(p 均<0.01),但治疗组改善程度优于对照组($p<0.01$)。

表 3　两组治疗前后血清肝纤维化指标检测结果比较(μg/L, $\bar{x} \pm s$)

组别		例数/例	HA	LN	PCⅢ	ⅣC
对照组	治疗前	78	314.23±98.24	174.13±43.27	189.87±90.43	137.03±21.12
	治疗后	78	157.43±65.27*	135.17±38.27*	157.45±33.21*	96.31±18.53*
治疗组	治疗前	84	327.32±107.21	177.53±37.14	193.32±47.43	140.22±27.16
	治疗后	84	92.12±44.37△	103.21±30.41△	119.17±40.13*△	67.15±19.07△

注:与本组治疗前比较,* $p<0.01$;与对照组治疗后比较,△ $p<0.01$。

(3)两组肝脏纤维化及炎症记分比较(按 Knodell 标准):表 4 示,治疗后两组病例组织学均有改善,肝纤维化计分及炎症计分与治疗前比较,差异均呈显著性($p<0.05$ 或 $p<0.01$),但治疗组改善程度优于对照组($p<0.01$)。

表 4　两组肝纤维化及炎症计分比较($\bar{x} \pm s$)

组别	治疗前	例数/例	肝纤维化计分	炎症计分
对照组	对照组	8	12.24±3.41	11.05±3.14
	治疗后	8	9.15±2.13*	6.83±2.23**
治疗组	治疗前	16	12.86±3.53	11.54±3.55
	治疗后	16	6.07±1.14**△	4.19±1.07**△

注:与本组治疗前比较,* $p<0.05$,**$p<0.01$;与对照组治疗后比较,△ $p<0.01$。

(4)不良反应:经 2 年的临床应用,除个别患者大便次数增多至每日 2～3次外,未见其他毒副作用。

4　讨论

　　慢性肝炎的主要病因病机为毒侵、正虚、气郁、血阻,这四者相互联系,相互影响,共同决定本病的发生、发展和转归。正气不扶则毒邪难祛,毒邪不祛则正气难扶,郁不解则血难通,血不行则气必滞[5]。七味化纤汤正是以此为立论依据,采取解毒、补虚、活血三法并用。方中以黄芪、当归、炙甘草益气养血,柔肝健脾以扶正;赤芍凉血解毒,清肝退黄以祛邪;丹参、醋鳖甲、柴胡活血软肝散结,疏肝理气解郁,共奏扶正祛邪之功。现代药理研究证实,丹参、赤芍、当归等活血化瘀药具有改善微循环、保护肝细胞的作用,能纠正肝脏微循环障碍,清除自由基,抑制细胞膜脂质过氧化,减轻肝细胞变性坏死,消除肝纤维化的诱发因素,增强胶原酶活性,促进胶原降解,从而阻断肝纤维化进程;黄芪、炙甘草、醋鳖甲、柴胡可提高细胞免疫功能,调节体液免疫,抑制纤维增生,促进纤维吸收,从而达到逆转肝纤维化的作用[2,5]。

　　肝纤维化是肝脏对病理损伤的一种反应,是多数慢性肝病的病理学基础。近年来,国内外学者对肝纤维化的发生机制、调节因素进行了大量的研究,取得了长足进步,认为肝纤维化是可逆的[1,6]。国内中医界众多学者从不同角度对本病的病因病机进行了大量论述,认为肝纤维化的病理过程是一个动态变化过程,即由实而虚,由表及里,由气入血,由轻到重的过程,是沿"湿—热—毒—瘀—虚"行进的过程。湿热疫毒残留难尽是启动因子和持续因素,正气虚弱是内因和转归,瘀血阻络是病理基础,久病必虚,肝病传脾,久病及肾是必然病理演变过程,故治疗肝纤维化亦应循此规律多方面用药[7]。本研究在七味化纤汤的基础上,结合中医整体理论进行辨证论治,随证化裁,以期对症下药,提高疗效。

　　丹参是抗纤维化作用研究最多的中草药,也是公认有一定疗效的药物。复方丹参滴丸的主要成分为丹参、三七、冰片等,有较好的抗纤维化作用[8]。但由于其成分简单,作用层次靶点单一,故仍不够理想。七味化纤汤加味治疗,具有作用多向性、多层面、多靶点的优势。经 2 年的临床应用证明,七味化纤汤在改善临床症状及肝功能、减轻肝纤维化方面有明显疗效。经对比研究证实,其临床效果明显优于复方丹参滴丸。在整个用药过程中,未见患者有明显不良反应,故认为此方剂值得临床推广应用。

参考文献

[1]黄自平.病毒性肝炎肝硬化的发生机理[J].临床肝胆病杂志,1998,14(1):1-4.

[2]李文,邹正宇,查赣,等.170种中草药抗乙型肝炎病毒的实验研究[J].世界华人消化杂志,1999,7(1):89-90.

[3]中华医学会传染病与寄生虫病学分会,中华医学会肝病学分会.病毒性肝炎防治方案[J].传染病信息,2000,13(4):141-150.

[4]王泰龄,刘霞,周元平,等.慢性肝炎炎症活动度及纤维化程度计分方案[J].中华肝脏病杂志,1998,6(4):5-7.

[5]邹金生.活血药治疗乙型病毒性肝炎初探[J].中西医结合肝病杂志,2000(S1):24-25.

[6]BENYON R C,IREDALE J P. Is liver fibrosis reversible? [J] Gut,2000,46(4):443.

[7]白宇宁,白兆芝.乙型肝炎肝纤维化病因病机研究概况[J].山西中医,2001,17(2):55-56.

[8]沙琪,程慧桢,谢秀英.复方丹参滴丸治疗活动性肝硬变47例[J].中西医结合肝病杂志,1999,9(6):50.

二、七味化纤汤联合 α 干扰素治疗慢性乙型肝炎临床观察 *

唐金模,梁惠卿,陈国良

(厦门市中医院,厦门 361009)

摘　要　目的:评价七味化纤汤联合 α 干扰素治疗瘀血阻络证慢性乙型肝炎的疗效及其对患者肝纤维化瞬时弹性(FibroScan)测定值、α 干扰素副作用的影响。资料与方法:观察对照组(α 干扰素)76 例,治疗组(α 干扰素+七味化纤汤)78 例治疗前后患者肝功复常率、HBV-DNA 转阴率、HBeAg 血清学转换转换率及肝纤维化瞬时弹性测定值的变化。综合评价七味化纤汤联合 α 干扰素对瘀血阻络证慢性乙型肝炎患者疗效、肝纤维化程度、α 干扰素副作用的影响。结论:七味化纤汤联合 α 干扰素抗病毒治疗能提高慢性乙型肝炎的抗病毒疗效($p < 0.05$),改善肝纤维化的程度($p < 0.05$),减少干扰素副作用($p < 0.05$)。

关键词:七味化纤汤;瘀血阻络证;慢性乙型肝炎;干扰素;疗效

乙型肝炎病毒(hepatitis B virus,HBV)感染是人类主要的传染病之一,在全球范围内有超过 3.5 亿 HBsAg 慢性携带者,在我国其人群累积感染率为 58%,HBsAg 携带者超过 1 亿[1]。病毒的复制造成反复肝脏炎症、纤维化形成,继而出现肝硬化、原发性肝癌,危及大量乙肝患者的生命。我国每年乙型肝炎患者的医疗和保健费用高达 1000 亿元人民币,鉴于此,有效预防和治疗 HBV 感染是我国公共健康的一个重要目标。迄今为止,慢性乙型肝炎仍无满意的治疗方法,α 干扰素是被认为抗病毒有效并被世界许多国家批准用于治疗慢性乙型肝炎的一线抗病毒药物。但 α 干扰素 6 个月疗程的持续应答率仅有 25%~40%,疗效仍然不如人意,因此如何提高 α 干扰素疗效,改善肝脏

* 原载于《中医临床研究》2012 年第 4 卷第 24 期第 5-8 页,略有改动。

纤维化程度,减少干扰素副作用是目前主要研究方向。本中心自2000年起选用自拟协定方七味化纤汤治疗慢性乙肝,在改善患者肝功能及纤维化程度[2]、改善患者症状方面取得较好疗效,故本人选用七味化纤汤联合α干扰素治疗慢性乙型肝炎瘀血阻络证,观察抗病毒疗效及其对患者肝纤维化瞬时弹性测定值、干扰素副作用的影响。

1　研究对象

1.1　样本来源

来源于厦门市中医院肝病中心2008年5月—2012年5月住院的慢性乙型肝炎患者。

1.2　入选标准

同时符合以下中西医诊断标准者。

1.2.1　西医诊断标准

参照中华医学会肝病学分会、中华医学会感染病学分会于2005年联合制定的《慢性乙型肝炎防治指南》[3]的诊断标准,即兼备如下4项:血清HBsAg、HBeAg持续阳性>6个月;血清HBV-DNA阳性,近3个月内至少2次>105拷贝/毫升(相当于20000 IU/mL);近1个月内血清ALT≥2×正常值上限(upper limit of normal,ULN);肝穿刺活检证实为慢性肝炎。

1.2.2　瘀血阻络证中医证型判定标准

参照1992年中国中医药学会内科肝病专业委员会制定的《病毒性肝炎中医辨证标准(试行)》[4],即临床表现为面色晦暗或见赤缕红丝,肝脾肿大,质地较硬,蜘蛛痣,肝掌,舌质暗或有瘀斑。主症:①面色晦暗,或见赤缕红丝;②肝脾肿大,质地较硬。次症:①舌质暗或有瘀斑;②蜘蛛痣,肝掌;③两胁刺痛;④女子行经腹痛,经血色暗有块。辨证要求:A.具备主症①②者,即属本证;B.具备主症及次症各1项者,即属本证;C.具备次症①②③项者,女子具备①②③项中的2项者及第④项者,即属本证。

1.3　排除和剔除标准

①妊娠、精神病史(如严重抑郁症)、未能控制的癫痫、未戒断的酗酒/吸

毒者、未经控制的自身免疫性疾病、失代偿期肝硬化、有症状的心脏病、治疗前中性粒细胞计数$<1.0\times10^9$/L 和治疗前血小板计数$<50\times10^9$/L、甲状腺疾病、视网膜病、银屑病、既往抑郁症史、未控制的糖尿病、未控制的高血压、总胆红素 $2\times$ULN 特别是以间接胆红素为主者、合并其他较严重疾病、合并其他肝炎病毒感染或 HIV 感染有其他导致非病毒性肝炎的慢性肝病的病史或证据,如血色病、自身免疫性肝炎、酒精性肝病;②半年内用过抗病毒药物、免疫调节剂、细胞毒药物或类固醇激素的患者。

2 研究方法

2.1 治疗方法

符合入选标准的慢性乙型肝炎患者 154 例采用随机数字表法分为 2 组:对照组:干扰素 α-1b(赛诺金,深圳科兴生物技术公司产品)5 MU/次,皮下注射,3 次/周,76 例。治疗组:干扰素 α-1b(同对照组)5 MU/次,皮下注射,3 次/周,同时加七味化纤汤治疗,78 例。方法为每日 1 剂,水煎浓缩成 100 mL 的袋装液 2 袋,分 2 次口服。疗程为 24 周。七味化纤汤由黄芪、赤芍、丹参、当归、柴胡、醋鳖甲、炙甘草等组成。随证加减:乏力明显者加党参;胁痛明显者加玄胡、川楝;大便干结者加制大黄;小便黄赤,舌质红,苔黄腻者加七寸金、栀子根、绵茵陈;腹胀纳少,便溏不爽,舌质晦暗,苔白或腻者加玉米须、薏米仁、茯苓;口干咽燥,夜难入寐,舌红少苔者加旱莲草、女贞子、酸枣仁;鼻衄、齿衄、舌质暗或有瘀斑加桃仁、三七、茜草根等。

2.2 治疗终点

2 组均以 24 周为 1 个疗程。观察期间不服用保肝及其他抗病毒治疗药物。出现下列情况终止治疗:①治疗后出现总胆红素升高$>2\times$ULN。②出现严重副作用,如外周血中性粒细胞计数$<0.75\times10^9$/L 且难以粒细胞集落刺激因子纠正者;血小板计数$<50\times10^9$/L;甲状腺功能异常;出现明显抑郁、妄想、焦虑等精神症状。③患者拒绝继续抗病毒治疗,劝说无效者;因特殊原因需服用其他药物时,给予记录。

2.3 研究工具

采用全自动生化仪检测血清 ALT 活性,采用电化学发光试剂盒法检测血液 HBVM,采用荧光定量 PCR 检测血液 HBV-DNA 定量,采用法国 ECHOSENS 公司生产的肝纤扫描仪(FibroScan)检测肝脏硬度,检测方法参照 FibroScan 用户手册。检测点选择右侧腋前线至腋中线第七、八肋间或八、九肋间,要求连续有效检测 10 次,取中位数为最终测定结果,并以弹性值(kPa)表示。

2.4 疗效判断

参照文献[3]的疗效判断标准:①完全应答(complete response,CR),兼备 ALT 恢复正常,HBV-DNA 检测不出(PCR 法)和 HBeAg 消失伴或不伴抗-HBe 产生;②部分应答(partial response,PR),仅达上述 3 项中的 1 项或 2 项;③无应答(non-response,NR),未达到以上任何 1 项者。

2.5 统计方法

本文全部统计学分析均采用意向治疗分析(intention-to-treat analysis,ITT 分析),各组疗程中脱落者、中止治疗者均视为治疗结束时无应答,肝脏硬度值无改善。治疗结束,建立数据库,采用 t 检验、秩和检验及方差分析。资料统计用 SPSS 13.0 软件包完成。

3 结 果

3.1 基线资料

2 组性别、年龄、血清 ALT 水平、HBV-DNA 定量之差异均无统计学意义,见表 1。

表 1 基线资料

指标	治疗组($n=78$)	对照组($n=76$)	统计量	p
男性[$n(\%)$]	52(66.7)	48(63.2)	$x^2=2.839$	0.092
年龄($x \pm s$)/岁	32.5±7.0	31.1±7.7	$t=1.378$	0.169
ALT 水平/(IU·L^{-1}) [中位数(范围)]	287(65~744)	269(79~831)	$Z=-1.000$	0.317

续表

指标	治疗组($n=78$)	对照组($n=76$)	统计量	p
HBV-DNA/(1g 拷贝·毫升$^{-1}$) [中位数(范围)]	7.35(5.34～9.46)	7.30(4.29～9.33)	$Z=-0.731$	0.465

注:ALT 水平正常值上限=64 IU·L^{-1}。

3.2 病例脱落、失访

治疗组有 2 例因移居国外而失访;对照组有 4 例于疗程中脱落,脱落原因分别为持续 2 周外周血中性粒细胞计数<0.75×10^9/L 且难以粒细胞集落刺激因子纠正(1 例),甲状腺功能异常(2 例);1 例失访;分析疗效时均以无应答计;分析患者肝纤维化瞬时弹性测定值按剔除病例计。

3.3 治疗后血清学变化比较

表 2 结果显示,治疗 24 周后,治疗组的 HBeAg 阴转率、HBeAb 阳转率、HBV-DNA 阴转率、ALT 复常率均显著高于对照组($p<0.05$)。

表 2 两组治疗后血清学变化比较[n(%)]

组别	n	HBeAg 阴转率[a]	HBeAb 阳转率[b]	HBVDNA 阴转率[c]	ALT 复常率[d]
治疗组	78	36(46.2)	35(44.9)	38(48.7)	60(76.9)
对照组	76	23(30.3)	23(30.3)	25(32.9)	39(51.3)

注:[a] $x^2=4.113$,$p=0.043$;[b] $x^2=3.499$,$p=0.061$;[c] $x^2=3.987$,$p=0.046$;[d] $x^2=10.994$,$p=0.001$。

3.4 治疗后临床疗效比较

表 3 结果显示,治疗 24 周后,治疗组的完全应答率、部分应答率均高于对照组($p<0.05$)。

表 3 临床疗效判断[n(%)]

组别	n	完全应答	部分应答	无应答
治疗组	78	34(43.6)	31(39.7)	13(16.7)
对照组	76	22(28.9)	35(46.1)	19(25.0)

注:$x^2=6.403$,$p=0.041$。

3.5 治疗组和对照组治疗前后比较

表 4 结果显示,治疗前 2 组肝纤维化瞬时弹性测定值无显著差异($p>$

0.05）。经不同方案治疗后，治疗组肝纤维化瞬时弹性测定值改善程度优于对照组（$p<0.05$）。

表 4 治疗前后治疗组与对照组肝纤维化瞬时弹性测定值的变化［中位数（范围）］

组别	n	治疗前[a]	治疗后[b]	前后差值[c]
治疗组	76	10.4(4.6～27.8)	6.7(3.4～12.8)	3.0(0.0～15.2)
对照组	72	9.5(4.3～18.5)	7.9(4.2～15.4)	1.9(0.0～6.2)

注：[a] $Z=-0.566$，$p=0.571$；[b] $Z=-1.768$，$p=0.77$；[c] $Z=-3.473$，$p=0.001$。

3.6 两组治疗后主要副作用比较

表 5 结果显示，治疗组主要副作用发生率显著低于对照组（$p<0.05$）。

表 5 两组治疗后主要副作用比较［$n(\%)$］

组别	n	乏力[a]	腹胀[b]	纳差[c]	焦虑[d]
治疗组	78	13(16.7)	8(10.3)	11(14.1)	6(7.7)
对照组	76	25(32.9)	22(28.9)	25(32.9)	20(26.3)

注：[a] $x^2=5.454$，$p=0.02$；[b] $x^2=8.573$，$p=0.003$；[c] $x^2=7.589$，$p=0.006$；[d] $x^2=9.514$，$p=0.002$。

4 讨 论

当前，针对乙肝病原学的抗病毒治疗是慢性乙肝综合治疗中的最主要措施。只要有适应证且条件允许就应该进行规范抗病毒治疗[3]。α 干扰素是目前国际公认的治疗慢性乙肝的首选治疗药物，具有直接抗病毒及免疫调节双重作用，但其也有局限性，疗效不高，不良反应大，部分患者因不良反应明显而被迫停药。中药价格低廉，符合我国国情，患者易于接受，且能够根据患者症状进行辨证论治，具有明确改善患者症状、减少干扰素不良反应的作用[5]，部分中药有抗病毒[6]、抗炎[7]、改善纤维化[8]、提高免疫力[7]等疗效。故笔者认为，对慢性乙型肝炎的中西医结合治疗，可能是今后研究的课题。

慢性乙型肝炎的主要病因病机为毒侵、正虚、气郁、血阻，这四者相互联系，相互影响，共同决定本病的发生、发展和转归。正气不扶则毒邪难祛，毒邪不祛则正气难扶；郁不解则血难通，血不行则气必滞。七味化纤汤正是以此为立论依据采取解毒、补虚、活血三法并用。方中以黄芪、当归、炙甘草益气养血,柔肝健脾以扶正;赤芍凉血解毒,清肝退黄以祛邪;丹参、醋鳖甲、柴胡活血软肝散结,疏肝理气解郁,共奏扶正祛邪之功。现代药理研究证实,丹参、赤芍、当归等活血化瘀药具有改善微循环、保护肝细胞的作用,能纠正肝脏微循环障碍,清除自由基,抑制细胞膜脂质过氧化,减轻肝细胞变性坏死,消除肝纤维化的诱发因素,增强胶原酶活性,促进胶原降解,从而阻断肝纤维化进程;黄芪、炙甘草、醋鳖甲、柴胡可提高细胞免疫功能,调节体液免疫,抑制纤维增生,促进纤维吸收,从而达到逆转肝纤维化的作用。

肝纤维化是肝脏对各种原因所致肝损伤的修复反应,表现为肝内细胞外基质增生与沉积,反复纤维化形成是出现肝硬化、原发性肝癌的病理基础,因此如何逆转肝纤维化也成为目前研究的重点。近年来,中医药在抗纤维化方面取得较大进展,值得进一步推广。目前,肝穿刺活组织检查仍然是诊断肝纤维化的"金标准",但这项检查本身有其自身的局限性和风险。此外,肝纤维化是一个损伤和修复的动态发展过程,通过一次肝穿刺不能把肝纤维化发展过程检测出来。因此,许多研究者一直在寻找非侵入性的诊断肝脏疾病的方法,近年利用瞬时弹性成像(transient elastography)技术测量肝脏硬度(liver stiffness measurement,LSM)来评估肝纤维化的程度,是一种无创、无痛、快速、简单、客观的定量检测肝纤维化的方法[8]。目前认为慢性乙型肝炎患者中,应用 FibroScan 可以避免 62% 和 58% 的人做肝穿刺检查。FibroScan是可以取代肝穿刺的无创、安全的检查方法。因此,我中心采用法国ECHOSENS 公司研制的瞬时弹性成像系统(FibroScan)评价患者服用七味化纤汤后肝纤维化的改变程度。

本研究显示,选用七味化纤汤联合 α 干扰素治疗慢性乙肝血清中 HBeAg阴转率、HBeAb 阳转率、HBV-DNA 阴转率、ALT 常率均显著高于对照组($p < 0.05$),肝纤维化瞬时弹性测定值的改善程度优于对照组($p < 0.05$),提高了 α 干扰素抗病毒疗效。同时,本方针对患者具体症状进行辨证论治,大大减少患者腹胀纳差、口干口苦、乏力、焦虑等不良反应,从而为干扰素疗程顺利进行保驾护航。以上结果提示:七味化纤汤联合 α 干扰素抗病毒治疗不但

能提高抗病毒治疗有效率,改善纤维化程度,还能减少 α 干扰素副作用,有利于患者顺利完成抗病毒治疗,值得进一步验证和推广。

参考文献

[1]World Health Organization. Hepatitis B. World Health Organization Fact Sheet 204 dex. (Revised October 2000). (WHO Website. http://www. who.int/mediacentre/fact sheets/fs204/en/in html).

[2]唐金模,陈国良.七味化纤汤对慢性乙肝患者抗肝纤维化作用的临床及组织学研究[J].中医杂志,2003,44(7):514-516.

[3]中华医学会肝病学分会,中华医学会感染病学分会.慢性乙型肝炎防治指南[J].传染病信息,2005(S1):1-12.

[4]中国中医药学会内科肝病专业委员会.病毒性肝炎中医辨证标准(试行)[J].中医杂志,1992,33(5):39-40.

[5]郑全胜,蔡虹.中药联合干扰素对轻度慢性乙型肝炎患者生存质量的影响[J].福建中医药,2009,40(6):9-10.

[6]李文.中草药抑制 HBV-NDA 的实验研究[J].中医杂志,1997,38(1):46-47.

[7]陈云云.慢性乙型肝炎的中医药治疗体会[J].江苏中医药,2005,26(6):17-18.

[8]杨爱停,白艳锋,尤红.Fibroscan 对乙型肝炎肝纤维化诊断的研究进展[J].实用肝脏病杂志,2009,12(2):142-144.

三、七味化纤汤治疗肝纤维化 163 例临床观察[*]

唐金模　　陈国良

（福建省厦门市中医院肝病治疗中心,厦门 361001）

在慢性肝炎、肝硬化患者的治疗中,抗纤维化治疗是其非常重要的一个方面,西医治疗目前尚无理想的方法[1]。已有资料显示,传统中医药在抗肝纤维化方面有其独到效果,但尚未形成公认的治疗方案[2]。因此,进一步探索中药抗纤维化最合理的组方具有重要意义。本文应用自拟的七味化纤汤进行抗肝纤维化治疗,取得了满意疗效。现报告如下。

1 临床资料

研究病例均为本中心 1999-01—2002-01 住院或门诊的患者共 318 例(其中门诊 210 例,住院 108 例)。所有病例的诊断均参照 2000 年 9 月全国《病毒性肝炎防治方案》(西安会议)制定的慢性乙肝、肝炎肝硬化的标准进行[3]。其中经肝穿病理活检 134 人次,有 37 例在治前、治后两次活检。所有病例按随机原则分为两组。对照组 155 例,其中慢性乙肝 111 例(轻度 29 例,中度 64 例,重度 18 例),男性 89 例,女性 22 例,年龄(43±12)岁;肝硬化 44 例(childA 级 14 例,B 级 22 例,C 级 8 例),男 35 例,女 9 例,年龄(51±9)岁。治疗组 163 例,其中慢性乙肝 123 例(轻度 25 例,中度 77 例,重度 21 例),男性 92 例,女性 31 例,年龄(45±10)岁;肝硬化 40 例(childA 级 10 例,B 级 23 例,C 级 7 例),男 29 例,女 11 例,年龄(53±11)岁。经统计学分析,两组病例治疗前临床资料无显著性差异,具有可比性。

---

[*] 原载于《中国中医药科技》2003 年第 2 期第 110-111 页,略有改动。

2　方　法

2.1　治疗方法

对照组常规应用一般护肝治疗（口服甘利欣、复方益肝灵、VitBco、VitE及肝太乐等），同时加复方丹参滴丸 10 粒，每天 3 次口服。治疗组应用一般护肝治疗（同对照组）同时加七味化纤汤治疗。方法为每天 1 剂，煎两次取汁混合后每天均分 3 次口服。疗程均为 3 个月。七味化纤汤由黄芪、赤芍、丹参、当归、柴胡、醋鳖甲、炙甘草等组成，并随证加减。肝胆湿热者加七寸金、栀子根、绵茵陈、大黄；肝郁脾虚者加郁金、白术、玉米须、薏米、茯苓；肝肾阴虚者加旱莲草、女贞子、枸杞、酸枣仁；血络瘀滞者加莪术、桃仁、茜草根等。

2.2　观察指标及检测方法

（1）临床症状：包括疲乏、纳呆、腹胀及肝区不适等。（2）肝功能：包括丙氨酸转氨酶（ALT）、天门冬氨酸转氨酶（AST）、血清总胆红素（TBIL）和白蛋白（ALB），检查以美国贝克曼公司生产的全自动生化仪检测。（3）肝纤维化指标：包括血清透明质酸（HA）、层粘连蛋白（LN）、Ⅲ型前胶原（PCⅢ）、Ⅳ型胶原（ⅣC），均采用放射免疫法，由上海海研医学生物技术中心提供的试剂盒，严格按说明由专人操作检测。（4）病理：通过计算肝纤维化及炎症积分（按 Knodell 标准）进行比较。肝组织在超声引导下用美国 DARD 自动活检枪配套 16G 切割针进行肝穿刺获得，长度 2 cm，甲醛固定后送病理常规检查。

2.3　统计学处理

所有计量资料以 $\bar{x} \pm s$ 表示；临床症状改善率的比较以 χ^2 检验进行；组间计量资料比较以 t 检验进行。

3　结　果

3.1　治疗前后两组临床症状、肝功能变化比较

治疗前后两组临床症状、肝功能变化比较见表 1 和表 2。

表 1　两组治疗前后临床症状有效率(%)比较

组别	n	疲乏	纳呆	腹胀	肝区不适
对照组	155	73.02(92/126)	81.42(92/113)	58.49(62/106)	60.16(77/128)
治疗组	163	86.62(123/142)	93.50(115/123)	78.62(114/145)	81.36(96/118)
p		<0.05	<0.05	0.01	0.01

表 2　两组治疗前后肝功能比较($\bar{x}\pm s$)

组别		ALT/(IU/L)	AST/(IU/L)	TBIL/(μmol/L)	ALB/(g/L)
对照组	治前	174.45±35.90	157.71±33.46	87.75±26.43	33.09±1.14
(n=155)	治后	48.94±16.05**	45.74±18.25**	38.33±6.24**	35.56±1.93
治疗组	治前	181.54±39.54	161.53±35.22	92.31±27.35	32.17±1.34
(n=163)	治后	34.71±15.43**△	29.53±20.87**△	20.17±5.40**△	43.2±2.38*△

注:治后与治前相比较,* $p<0.05$,** $p<0.001$;治疗后与对照组相比较,△ $p<0.05$。

3.2　治疗前后两组肝纤维化指标的变化

治疗前后两组肝纤维化指标的变化见表3。

表 3　两组治疗前后血清肝纤维化指标检测结果比较($\bar{x}\pm s$)

组别		HA/(μg/L)	LN/(μg/L)	PCⅢ/(μg/L)	ⅣC/(μg/L)
对照组	治前	328.18±102.18	156.13±41.31	192.90±93.34	135.21±23.58
(n=155)	治后	161.63±70.97***	132.47±38.57**	161.54±35.12*	97.85±20.76*
治疗组	治前	344.32±113.16	158.38±39.15	198.63±50.68	138.40±29.88
(n=163)	治后	98.21±50.42***△	102.30±36.74*△	132.25±39.76***△	70.87±21.43**△△

注:与治前比较,* $p<0.05$,** $p<0.01$,*** $p<0.001$;治疗后与对照组相比较,△ $p<0.01$,△△ $p<0.001$。

3.3　两组肝脏纤维化及炎症记分比较

两组肝脏纤维化及炎症记分比较见表4。

表 4　两组肝纤维化及炎症积分比较(按 Knodell 标准)

组别		肝纤维化积分	炎症积分
对照组	治前	3.13±0.42	6.14±1.97
(n=12)	治后	2.75±0.31*	4.62±1.52*

续表

组别		肝纤维化积分	炎症积分
治疗组	治前	3.15±0.43	6.17±1.86
（n＝25）	治后	2.47±0.29 **△	3.54±1.43 **△

注：与治前相比，* p＜0.05，** p＜0.01；治疗后与对照组相比较，△ p＜0.05。

3.4 不良反应

经 3 年的临床应用，除个别患者大便次数增多至 2～3 次外，未见其他毒副作用。

4 讨 论

慢性肝炎、肝硬化其主要病因病机为"毒侵、正虚、气郁、血阻"，这四者相互联系，相互影响，共同决定本病的发生、发展和转归，正气不扶则毒邪难祛，毒邪不祛则正气难扶，郁不解则血难通，血不行则气必滞[4]。因而七味化纤汤正是以此为立论依据，采取解毒、补虚、活血三法并用。方中以黄芪、当归、炙甘草益气养血、柔肝健脾以扶正；赤芍凉血解毒、清肝退黄以祛邪；丹参、醋鳖甲、柴胡活血软肝散结，疏肝理气解郁，共奏扶正祛邪之功。根据现代药理研究证实方中丹参、赤芍、当归等活血化瘀药具有改善微循环、保护肝细胞的作用，它能纠正肝脏微循环障碍，清除自由基，抑制细胞膜脂质过氧化，减轻肝细胞变性坏死，消除肝纤维化的诱发因素，增强胶原酶活性，促进胶原降解，从而阻断肝纤维化进程；黄芪、炙甘草、醋鳖甲、柴胡可提高细胞免疫功能，调节体液免疫，抑制纤维增生，促进纤维吸收，从而达到逆转肝纤维化作用[2,4]。

肝纤维化是肝脏对病理损伤的一种反应，是一切慢性肝病的病理学基础。近年来，国内外学者对肝纤维化的发生机制、调节因素进行了大量的研究，取得了长足进步，认为肝纤维化是可逆的[1,5]。国内中医界众多学者从不同角度对本病的病因病机进行了大量论述，认为肝纤维化病理过程是一个动态变化过程，即是由实而虚，由表及里，由气入血，由轻到重的过程，是沿"湿—热—毒—瘀—虚"行进的过程。湿热疫毒残留难尽是启动因子和持续因素，正气虚弱是内因和转归，瘀血阻络是病理基础，久病必虚，肝病传脾，久病及肾是必然病理演变过程。故治疗肝纤维化亦应循此规律多方面用药[6]。

本研究在七味化纤汤的基础上,结合中医整体理论进行辨证论治,随证化裁,以期对症下药,提高疗效。

丹参是中草药抗纤维化研究最多,也是公认有一定疗效的药物,复方丹参滴丸的主要成分为丹参、三七、冰片等,有较好的抗纤维化作用[7-9]。但由于其成分简单,作用层次靶点单一,故仍不够理想,七味化纤汤加味治疗,具有作用多向性、多层面、多靶点的优势。经 3 年的临床应用证明,其在改善临床症状及肝功能、减轻肝纤维化方面有明显疗效。经对比研究证实,其临床效果明显优于复方丹参滴丸。在整个用药过程中,未见患者有明显不良反应。故认为此方剂值得临床推广应用。

参考文献

[1]黄自平.病毒性肝炎肝硬化的发生机理[J].临床肝胆病杂志,1998,14(1):1.

[2]李文,邹正宇,查赣,等.170 种中草药抗乙型肝炎病毒的实验研究[J].世界华人消化杂志,1999,7(1):89-90.

[3]中华医学会传染病与寄生虫病学分会,中华医学会肝病学分会.病毒性肝炎防治方案[J].传染病信息,2000,13(4):141-150.

[4]邹金生.活血药治疗乙型病毒性肝炎初探[J].中西医结合肝病杂志,2000(S1):24-25.

[5]BENYON R C,IREDALE J P. Is liver fibrosis reversible? [J] Gut,2000,46(4):443.

[6]白宇宁,白兆芝.乙型肝炎肝纤维化病因病机研究概况[J].山西中医,2001,17(2):55-56.

[7]付春生,查岩.复方丹参滴丸治疗慢性肝病时对 HA 的影响[J].中国微循环,1999(4):253.

[8]沙琪,程慧桢,谢秀英.复方丹参滴丸治疗活动性肝硬变 47 例[J].中西医结合肝病杂志,1999,9(6):50.

[9]樊万虎,贺珉,刘瑛珠.复方丹参滴丸抗慢性肝病纤维化作用的研究[J].实用中西医结合杂志,1997,10(19):1874-1876.